医療のウソを暴く！

免疫破壊

「薬」と「ワクチン」が身体を壊す！

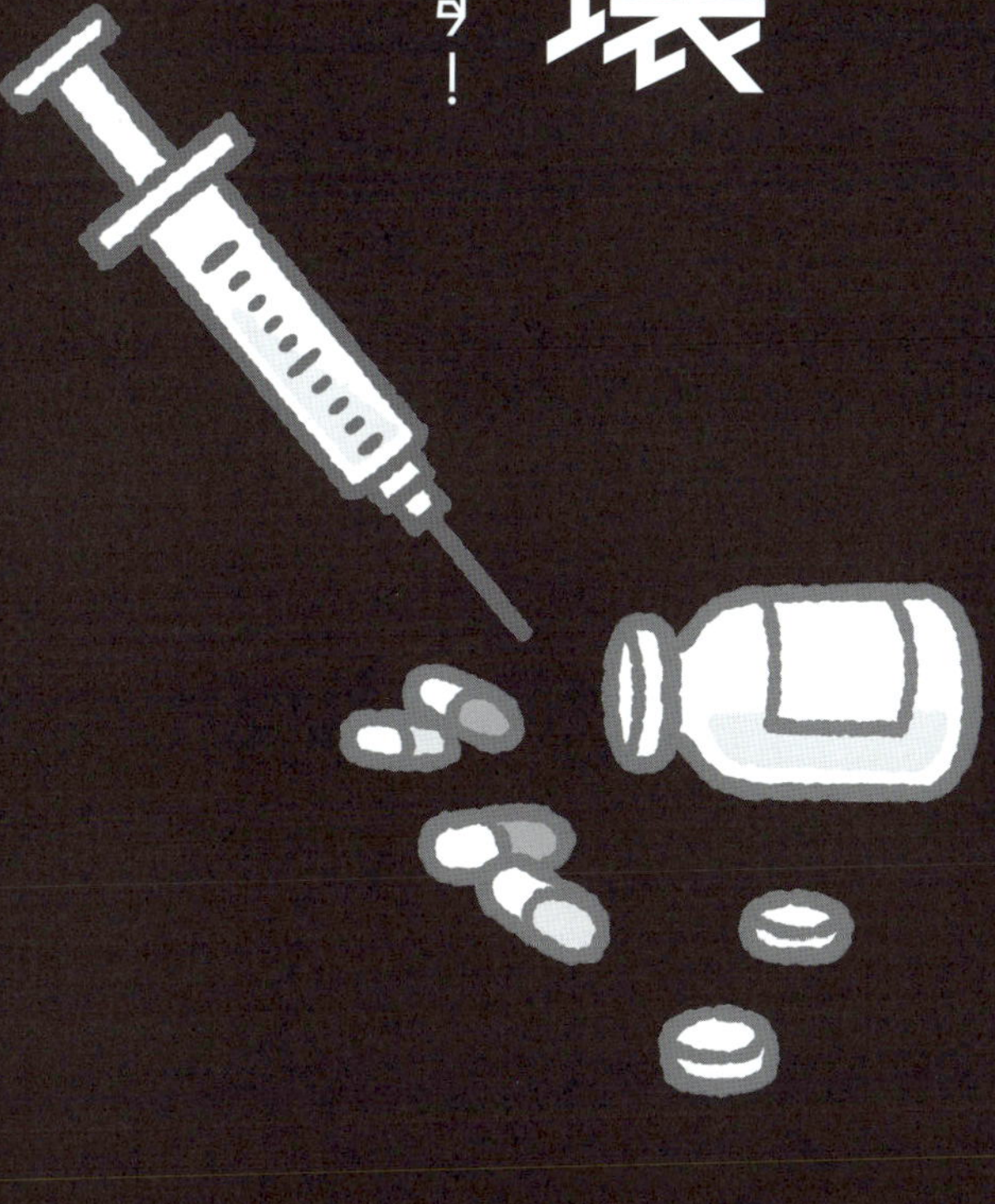

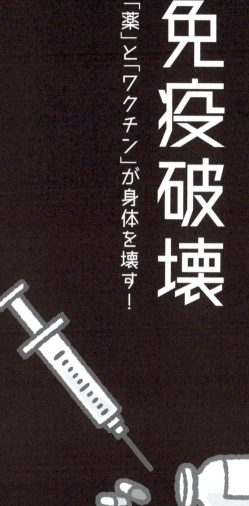

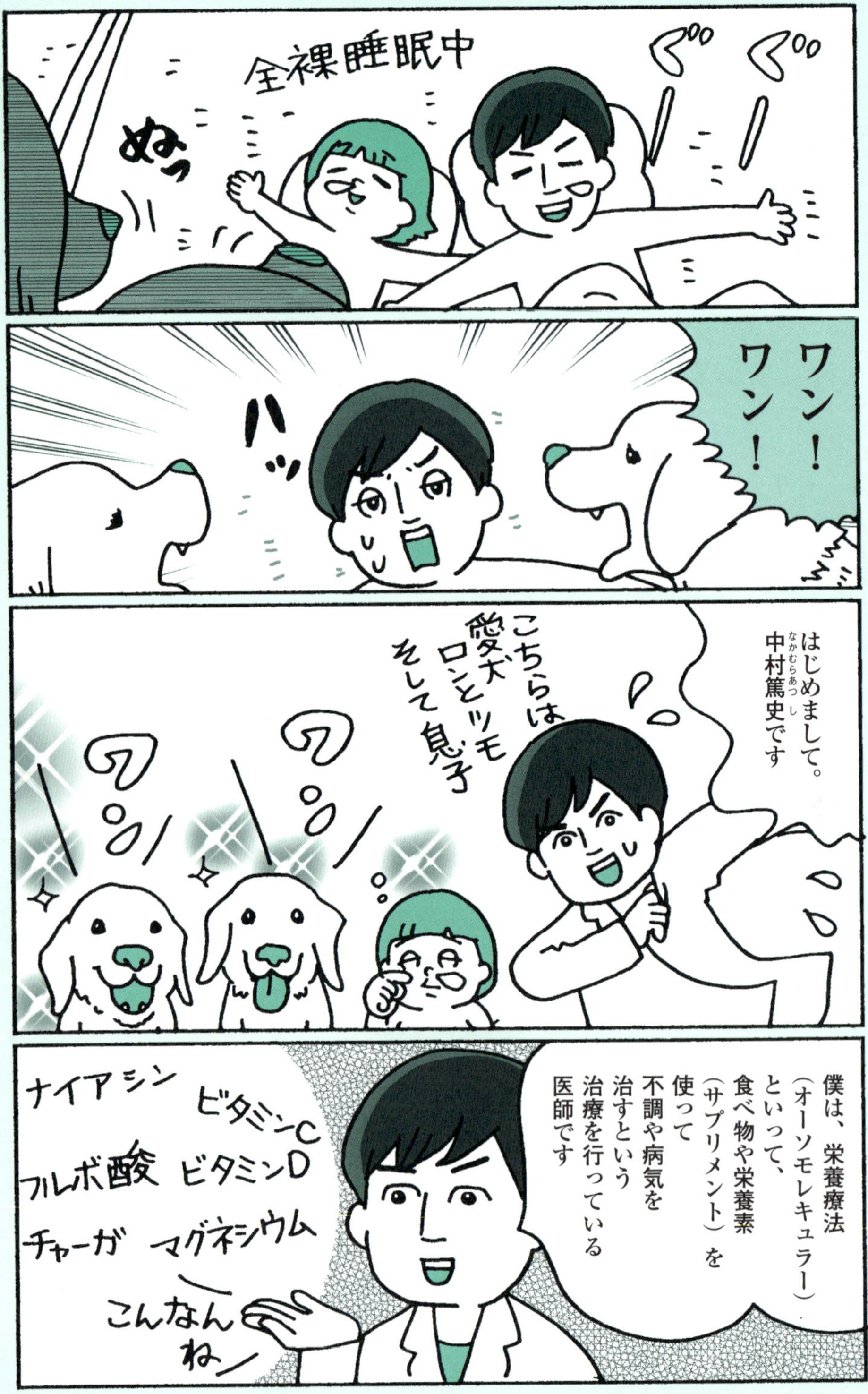
全裸睡眠中
ぬっ
ワン！ワン！
ハッ
はじめまして。中村篤史《なかむらあつし》です
こちらは愛犬ロンとツモ そして息子
ワン
ワン
僕は、栄養療法（オーソモレキュラー）といって、食べ物や栄養素（サプリメント）を使って不調や病気を治すという治療を行っている医師です
ナイアシン
ビタミンC
フルボ酸
ビタミンD
チャーガ
マグネシウム
こんなんね

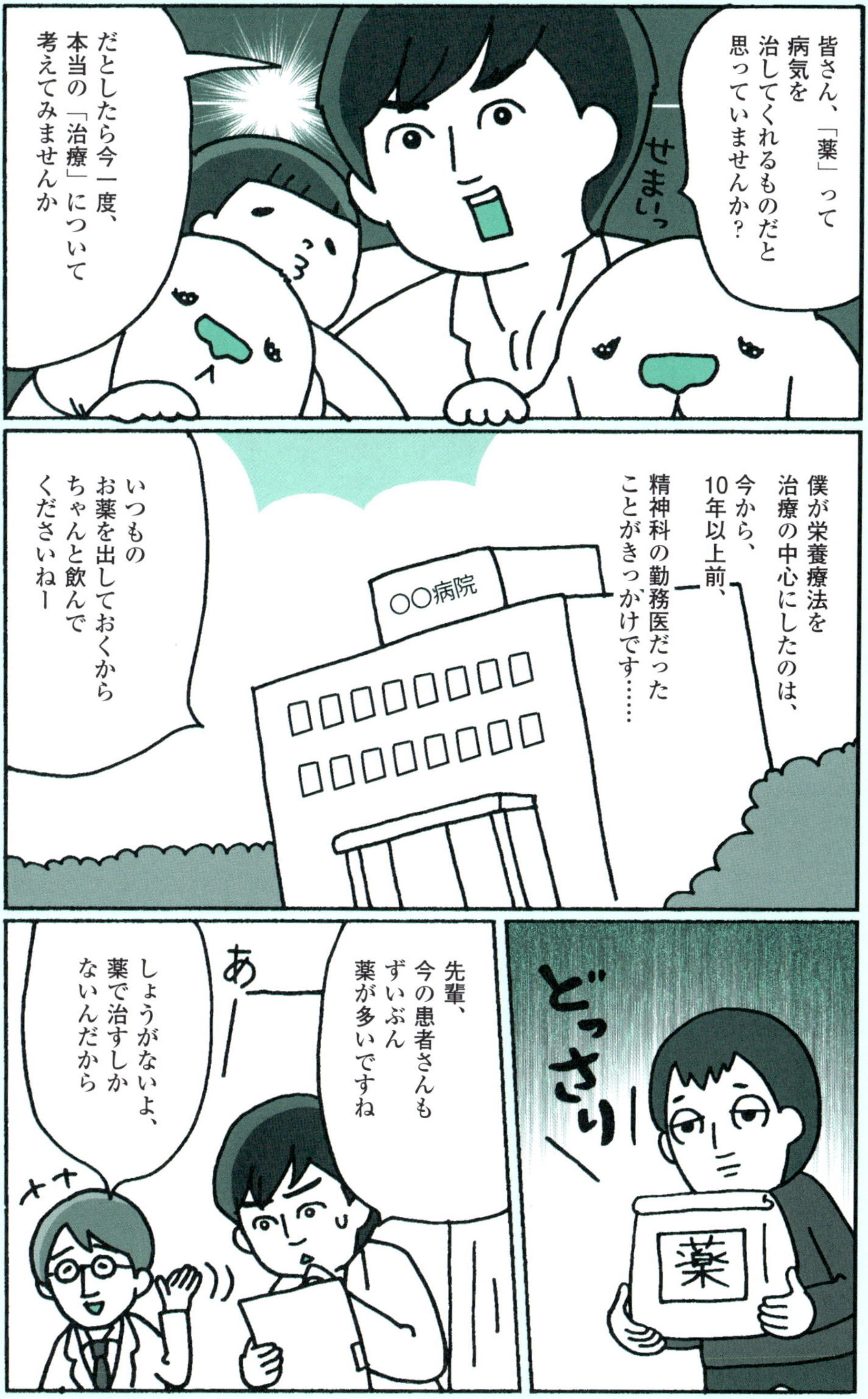

皆さん、「薬」って病気を治してくれるものだと思っていませんか？
せまいっ
だとしたら今一度、本当の「治療」について考えてみませんか
僕が栄養療法を治療の中心にしたのは、今から、10年以上前、精神科の勤務医だったことがきっかけです……
○○病院
いつものお薬を出しておくからちゃんと飲んでくださいねー
どっさり
薬
先輩、今の患者さんもずいぶん薬が多いですね
あ――
しょうがないよ、薬で治すしかないんだから

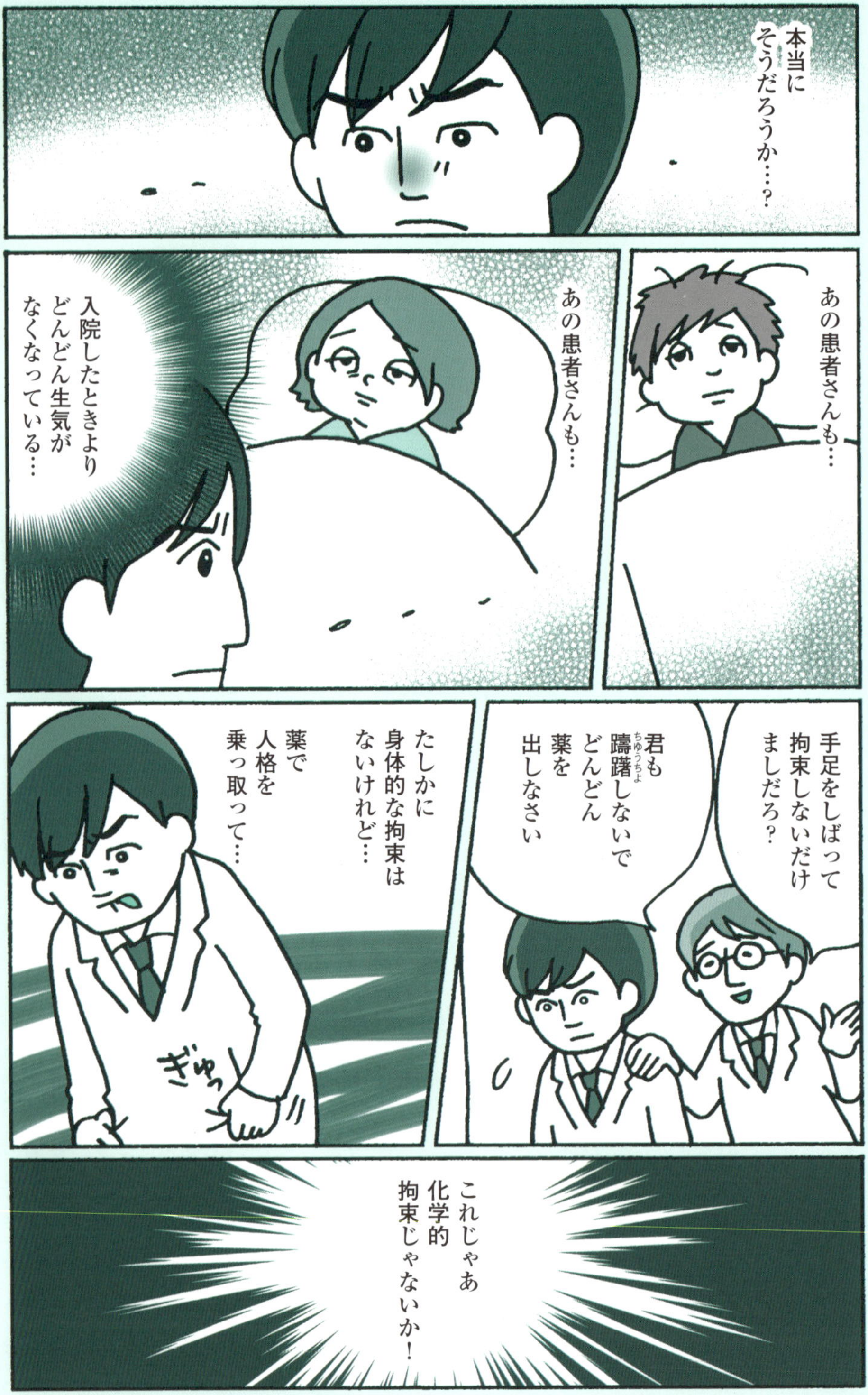
本当にそうだろうか…？
あの患者さんも…
あの患者さんも…
入院したときよりどんどん生気がなくなっている…
手足をしばって拘束しないだけましだろ？
君も躊躇《ちゅうちょ》しないでどんどん薬を出しなさい
たしかに身体的な拘束はないけれど…
薬で人格を乗っ取って…
ぎゅっ
これじゃあ化学的拘束じゃないか！

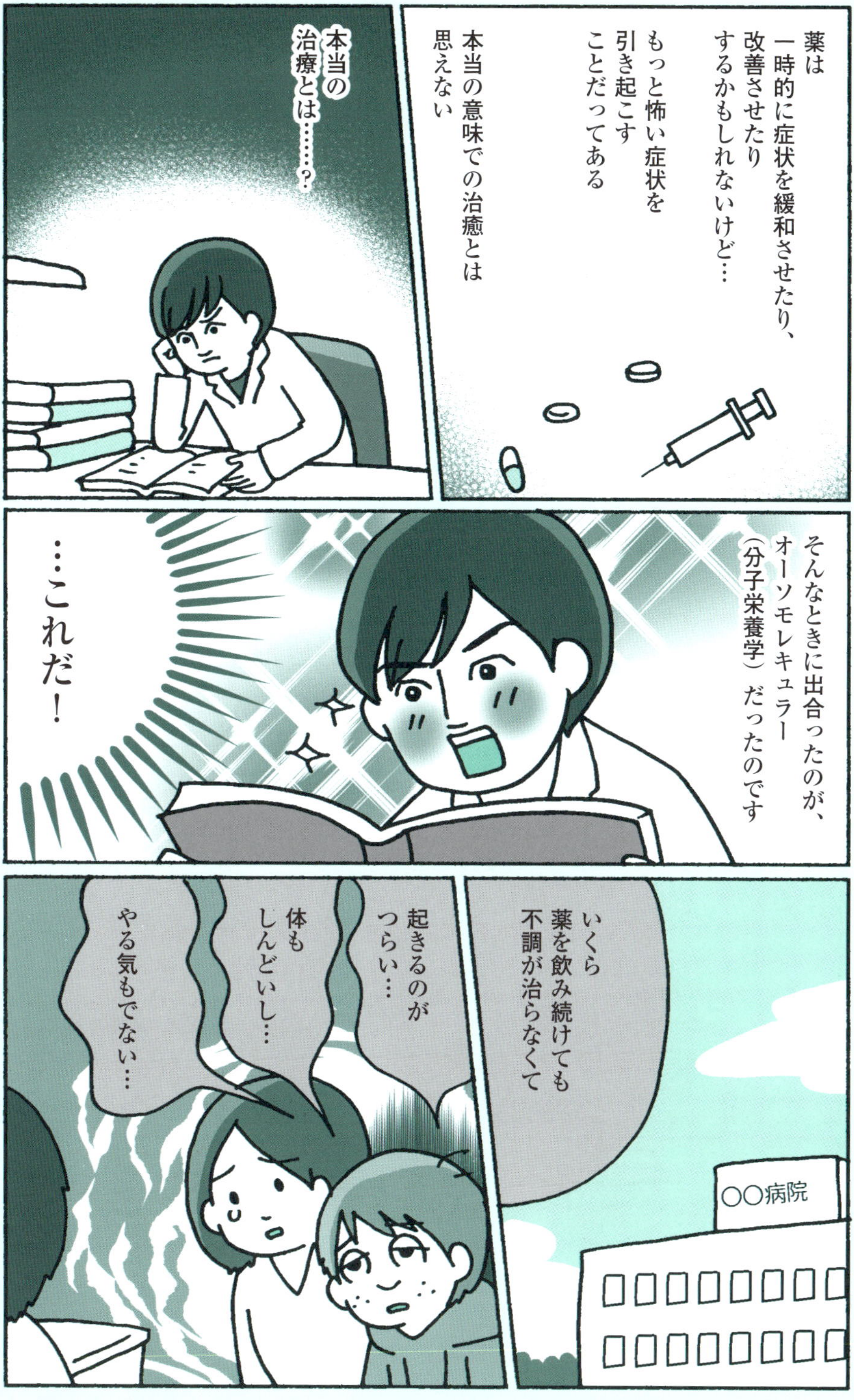

薬は
一時的に症状を緩和させたり、
改善させたり
するかもしれないけど…
もっと怖い症状を
引き起こす
ことだってある
本当の意味での治癒とは
思えない
本当の
治療とは……？
そんなときに出合ったのが、
オーソモレキュラー
（分子栄養学）だったのです
…これだ！
いくら
薬を飲み続けても
不調が治らなくて
起きるのが
つらい…
体も
しんどいし…
やる気もでない…
○○病院

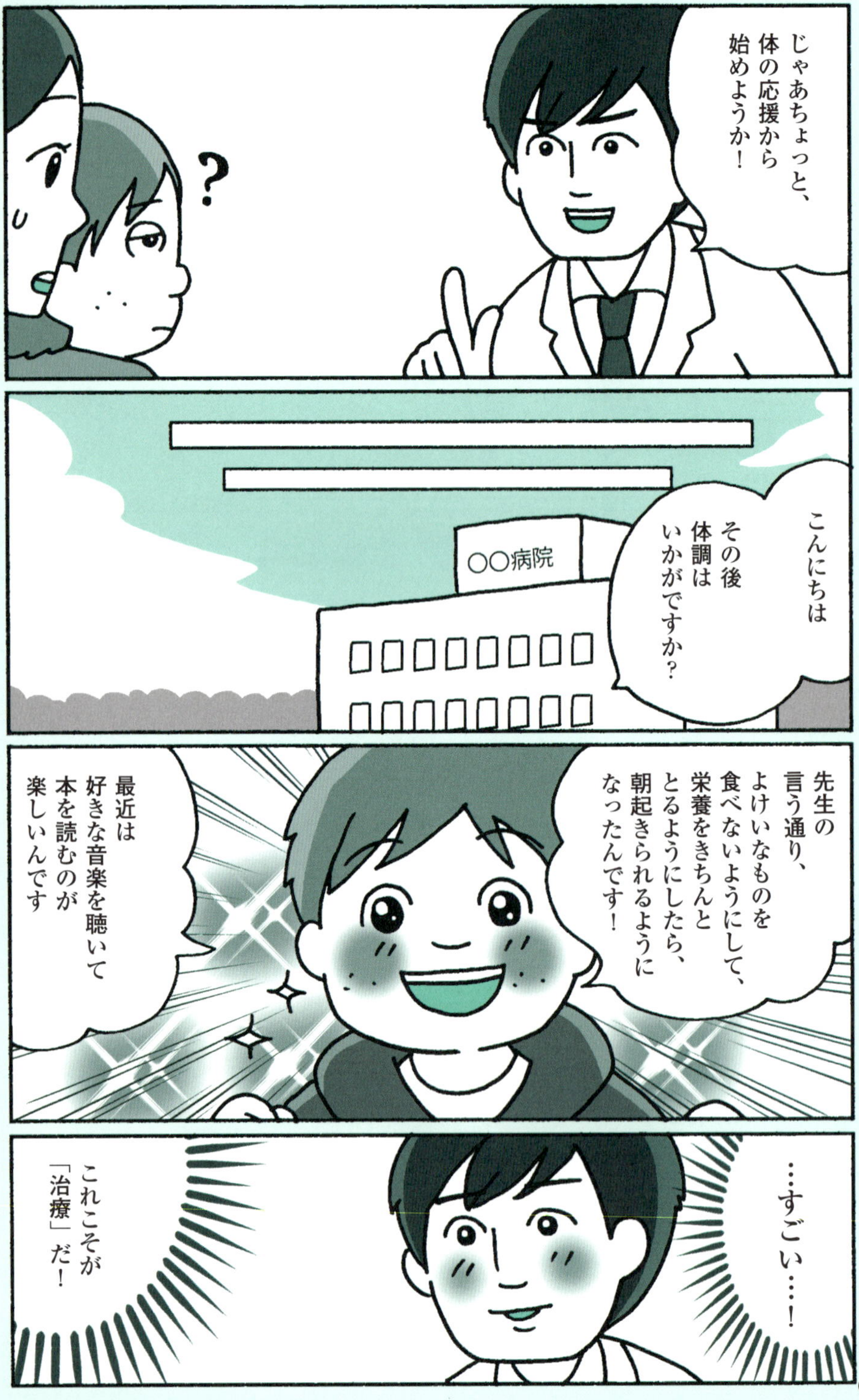

じゃあちょっと、体の応援から始めようか！
?
○○病院
こんにちは その後 体調は いかがですか？

先生の言う通り、よけいなものを食べないようにして、栄養をきちんととるようにしたら、朝起きられるようになったんです！

最近は好きな音楽を聴いて本を読むのが楽しいんです
…すごい…！

これこそが「治療」だ！

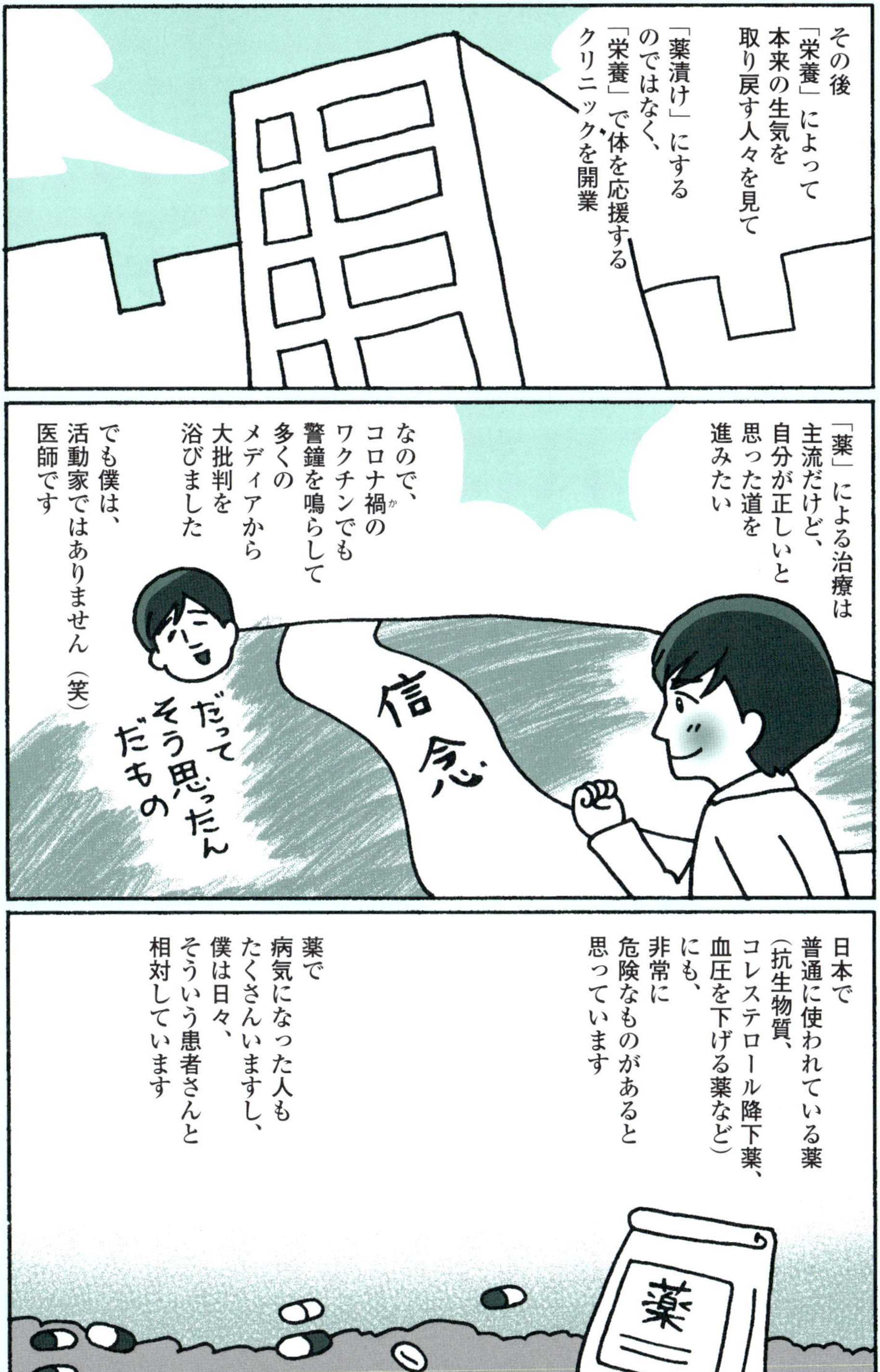
その後
「栄養」によって
本来の生気を
取り戻す人々を見て
「薬漬け」にする
のではなく、
「栄養」で体を応援する
クリニックを開業
「薬」による治療は
主流だけど、
自分が正しいと
思った道を
進みたい
信念
なので、
コロナ禍《か》の
ワクチンでも
警鐘を鳴らして
多くの
メディアから
大批判を
浴びました
でも僕は、
活動家ではありません（笑）
医師です
だってそう思ったんだもの
日本で
普通に使われている薬
（抗生物質、
コレステロール降下薬、
血圧を下げる薬など）
にも、
非常に
危険なものがあると
思っています
薬で
病気になった人も
たくさんいますし、
僕は日々、
そういう患者さんと
相対しています
薬

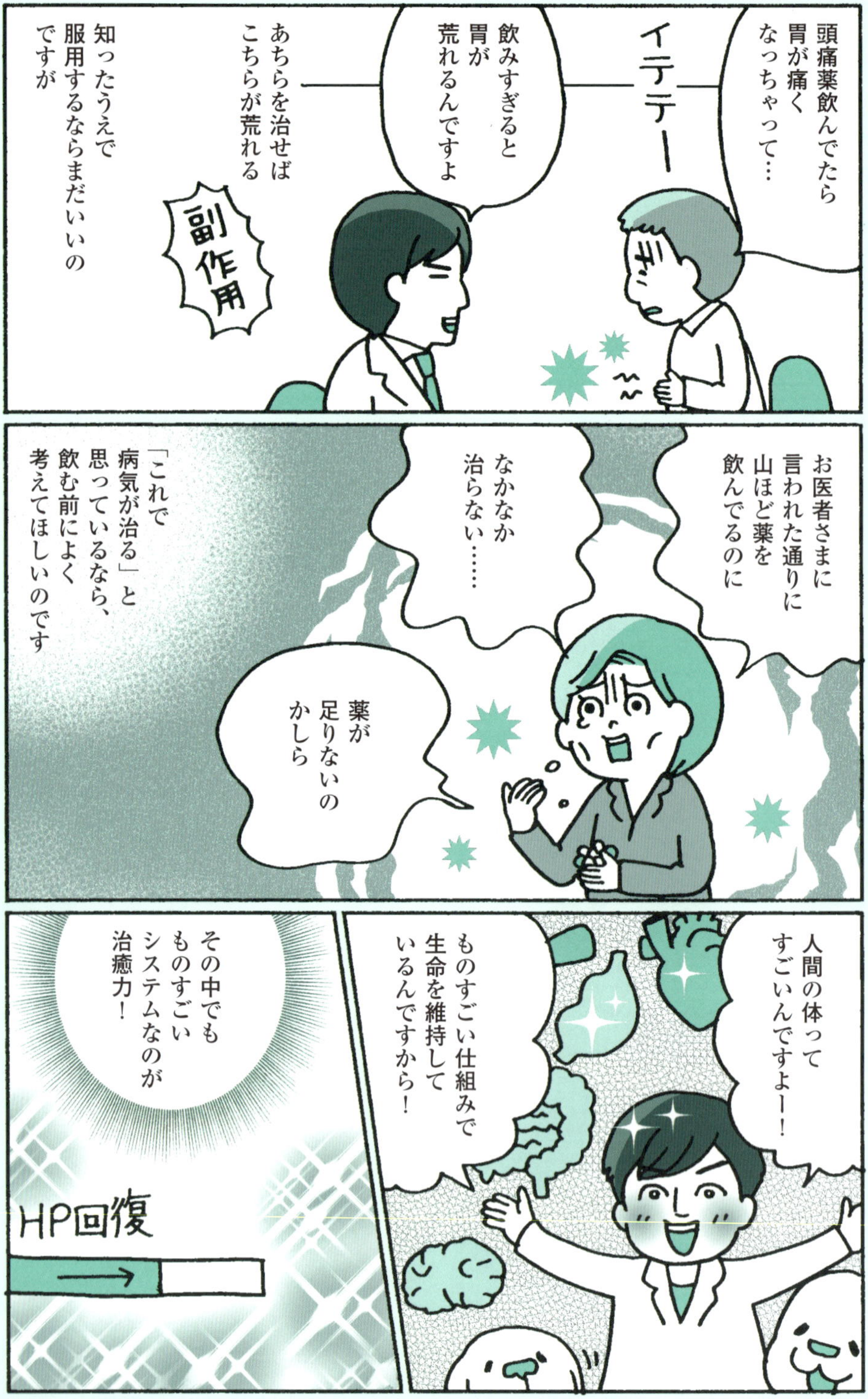
頭痛薬飲んでたら胃が痛くなっちゃって…
イテテー
飲みすぎると胃が荒れるんですよ
あちらを治せばこちらが荒れる
副作用
知ったうえで服用するならまだいいのですが
お医者さまに言われた通りに山ほど薬を飲んでるのに
なかなか治らない……
薬が足りないのかしら
「これで病気が治る」と思っているなら、飲む前によく考えてほしいのです
人間の体ってすごいんですよー!
ものすごい仕組みで生命を維持しているんですから!
その中でもものすごいシステムなのが治癒力!
HP回復

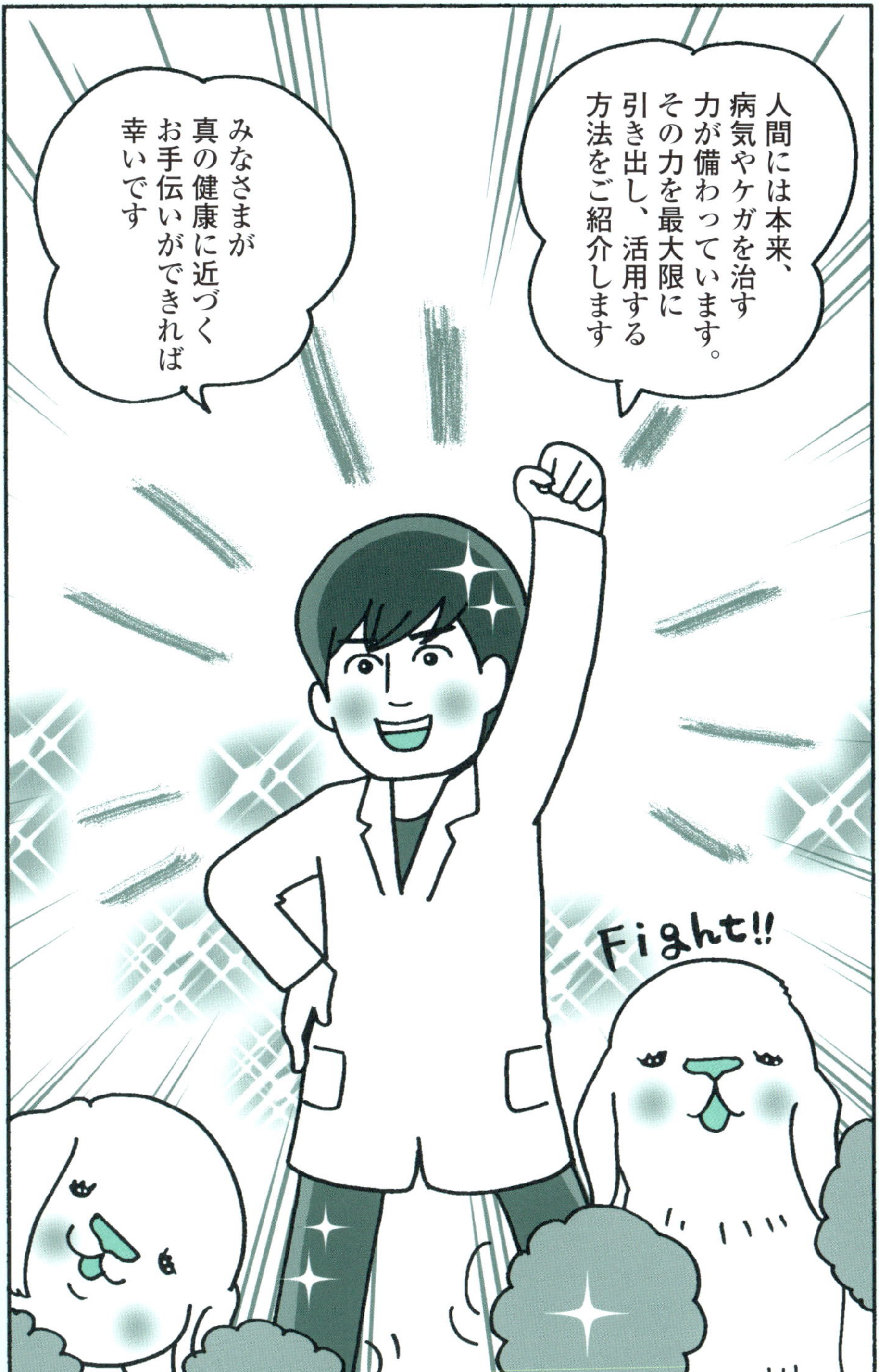
人間には本来、病気やケガを治す力が備わっています。その力を最大限に引き出し、活用する方法をご紹介します
みなさまが真の健康に近づくお手伝いができれば幸いです
Fight!!

はじめに

「病気の治癒」といったときに、単に症状が消えただけなのか、それとも本当の意味で治ったのか、全然意味が違うと思うんですね。

たとえば、頭が痛い。薬を飲むと痛みが消えた。「治ってよかった」と思うだろうけど、これを「治った」と言ってはいけません。単に借金の返済を先送りしただけですから。

症状という体の訴えを真正面から聞かずに、ごまかしただけのこと。根本的な原因は何なのか、それを考えないといけません。食の不摂生で胃腸が乱れているのかもしれない。スマホの使い過ぎとか電磁波の影響かもしれない。あるいは、マグネシウムなど、ある種の栄養素が欠乏しているのかもしれない。

がんになったとして、どうするか？　手術でがんを切除して、それで「治った」と言っていいのか？　がんができるのにも、やはり原因がある。食事になんら気を遣わず、添加物も農薬もお構いなし。ちょっとした体調不良でもすぐに病院に行き、医者から出された薬は欠かさず飲み、「打て」と言われたワクチンは片っ端から打つ。そんな生活を続けていたとなれば、がんを切除したところで、また再発することは目に見えています。

世の中には数えきれないくらいにたくさんの病気があって、ざっと1万通りあるともいわれています。

しかし、病気というのは、原因に対する反応に過ぎません。

たとえば、胃腸が荒れていて、腸のバリアが機能不全を起こしているとする。人によってはアトピーを発症するし、ぜんそくになる人もいる。あるいは、過敏性腸症候群になるかもしれないし、うつ病になることもある。それぞれ別の病気に見えますが、単なる表現の違いであって、根本的には、腸の問題です。

つまり、1万通りの病気があるとしても、1万通りの薬や対処法が必要なわけではありません。それどころか、人間が病気になるパターンはごく少数で、それを知っておくだけで、対処にも予防にも生かせるのです。

現代社会は毒に満ちています。食事由来の毒（農薬、添加物、遺伝子組み換え食品、化学調味料、重金属、カビ毒、アルミ鍋、テフロンのフライパン、電子レンジやＩＨコンロなど電磁波で料理した食材など）、パーソナルケア用品由来の毒（化粧品、歯みがき粉、制汗剤、合成洗剤、石油由来のシャンプーなど）、ワクチンを含む医薬品、電磁波、放射能などが挙げられます。

こういう毒を回避し、体内に入ってしまったならば、極力デトックスすることが大切です。また、ビタミンやミネラルなどの栄養不足がある場合には、それを補うこともちろん重要です。

本書では、こうした毒のいくつかについて、なぜ悪いのか、また、どのように対処すればいいのか解説しました。

みなさんの健康を維持する一助になれば幸いです。

中村篤史

CONTENTS

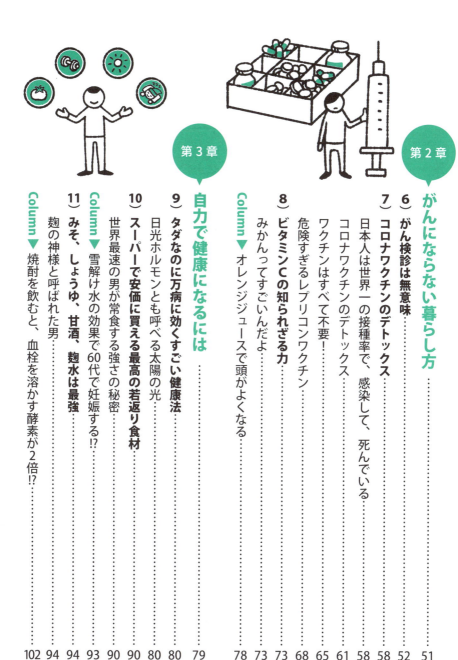

第2章

がんにならない暮らし方

第3章

自力で健康になるには

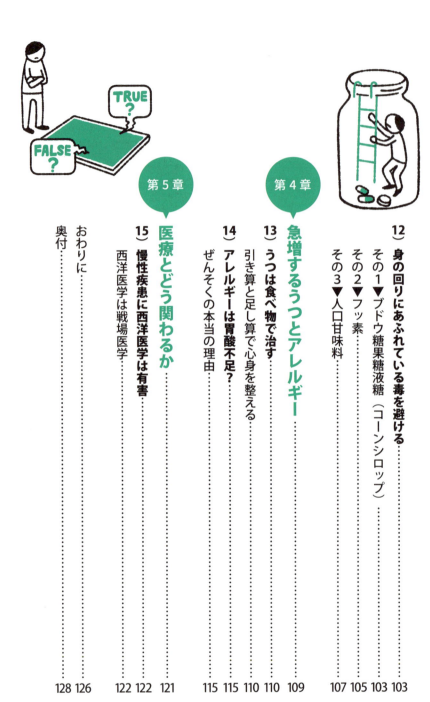

TRUE
?
FALSE
?

第１章

間違った医療知識で健康被害

どんな薬であれ、「死亡率を下げる」というのが、最大の結果であると僕は思います。血圧を下げるにしろ、コレステロール値を下げるにしろ、それで死亡率が下がっているなら、その薬を飲んで正解でしょう。でもね、そんな薬は存在しないんです。第１章では、飲んじゃいけない薬について紹介します。

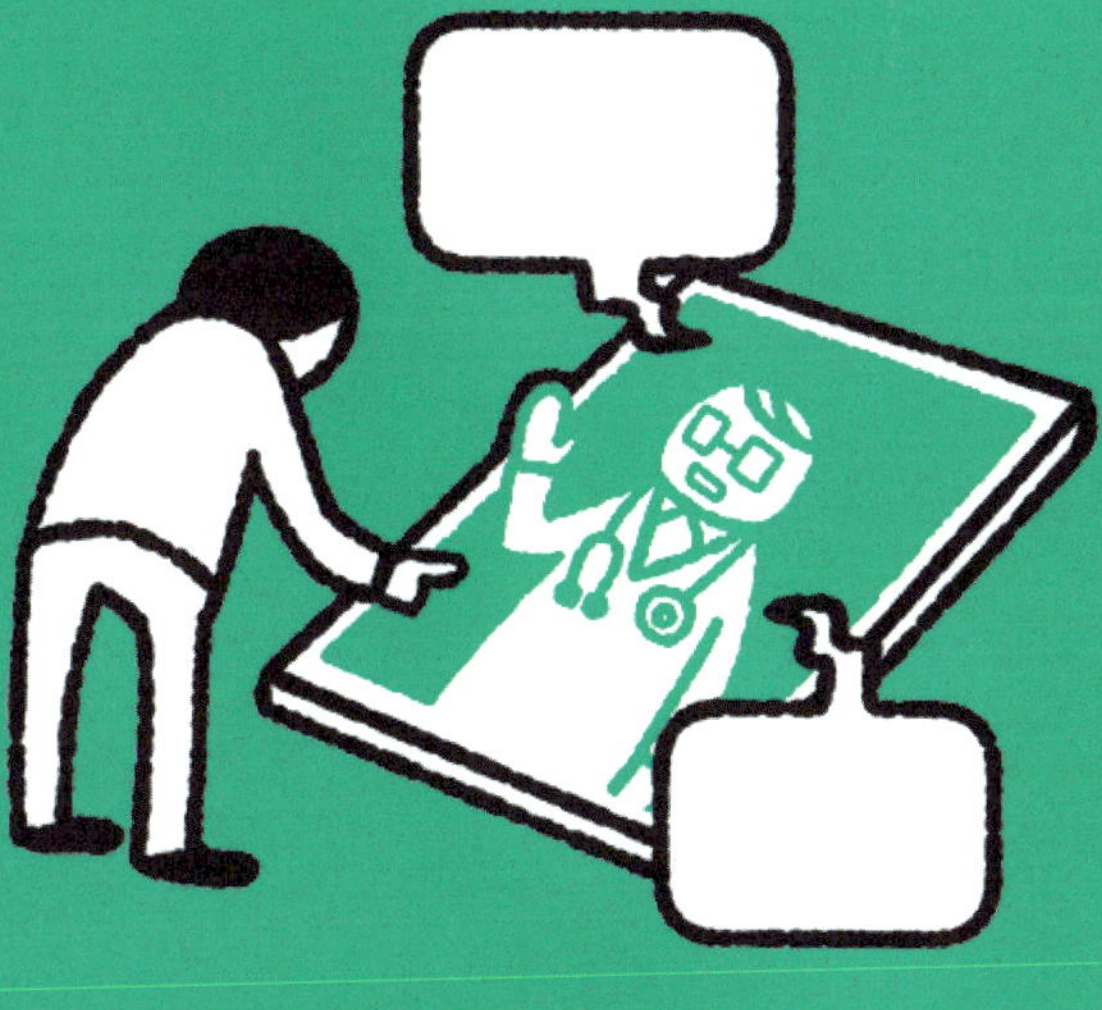

1 抗生物質は万病のモト

抗生物質は極力飲まない

「抗生剤（抗生物質）、出しておきますね」

カゼをひいて病院に行くと、抗生剤を出されることがあります。「ジスロマック（マクロライド系）を出しておきますね」とか、言われたこと、ありませんか？

あるいは、歯医者で抜歯とか何らかの処置を受けたとする。すると、ほぼ確実に抗生剤が出ます。処置と抗生剤処方はワンセットです。

ですが、抗生剤なんて飲むべきものではありません。


ちょっと想像つかないかもしれませんが、抗生剤は、ありとあらゆる細菌を殺します。たった一種類の菌を殺すために、体を守っている何百、何千、何万、何億といういい菌も皆殺しにするのが「抗生剤」です。**殺される菌の中には、ビタミンや脂肪酸など、体にとって必要不可欠な栄養素をつくっている菌もいる。**

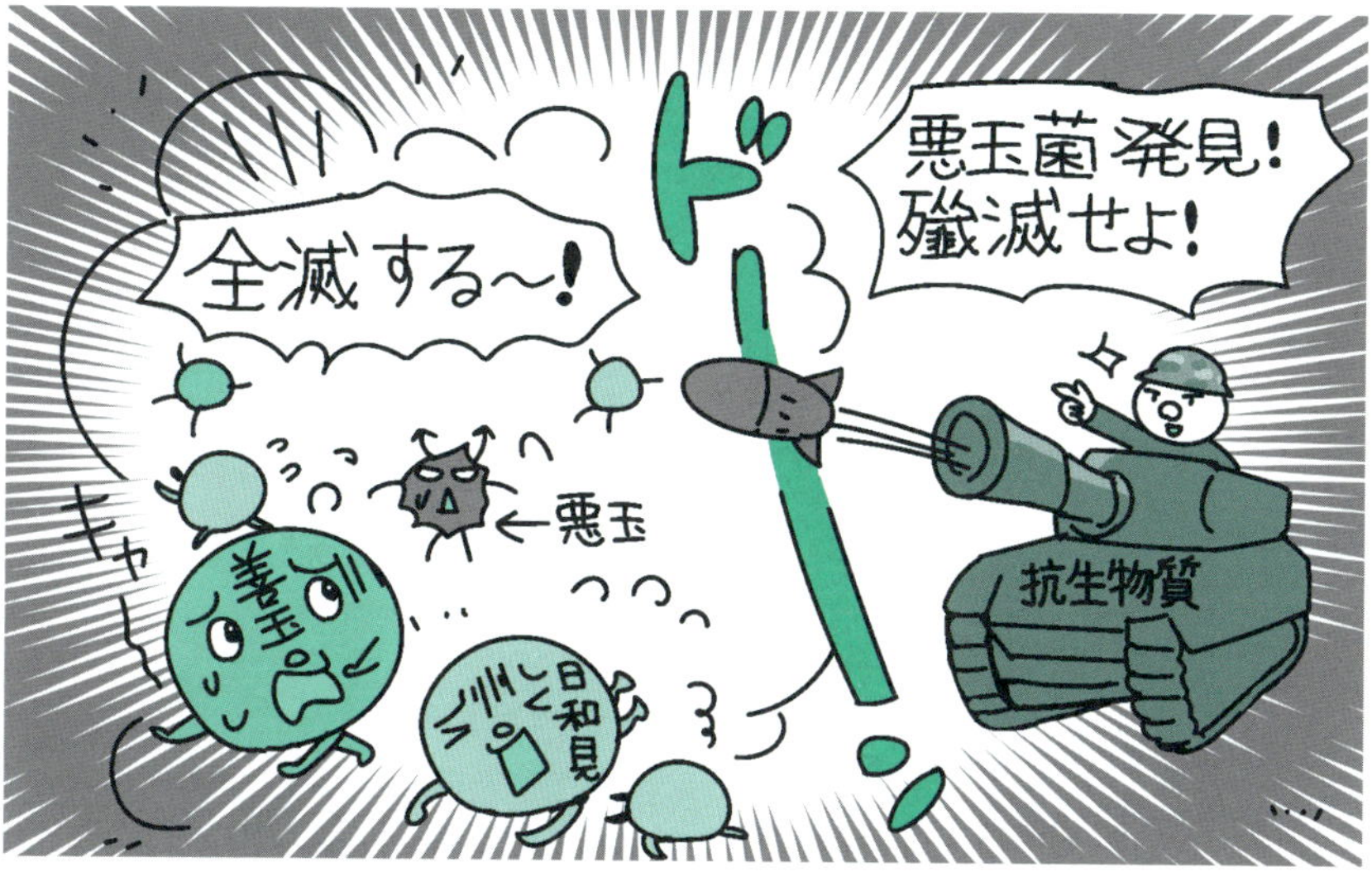

悪い菌だけを狙い撃ちにするならまだしも、町に紛れ込んだテロリストを殺すために、核爆弾を落とすような行為をするのです。**いい菌も壊滅状態になり、後には、薬の耐性菌を持つ悪玉菌が繁殖することになります。**

その結果、何が起こるか？

高血圧
食道狭窄《きょうさく》
間質性肺炎、肺がん
パーキンソン病
難聴

こういった症状を引き起こしかねません。

これは僕の患者Aさん（68歳・男性）の症例です。

Aさんは、もともと高血圧と過敏性腸症候群があった。２０２３年の冬にセキが出て背中が痛いというので、別の病院で検査を受けたところ、腫瘍《しゅよう》マーカーの数値が上がっている。「肺がんの疑い」とのことで、ご家族に連れられて当院を受診。歩くとすぐに息切れを起こし、じっとしていても呼吸がしにくい。ものを食べると、のどというか、みぞおち付近に詰まるような感じがすると言う。そして、難聴だった。

診察の間、僕が話すことを、ご家族が大きな声でAさんに伝えるのを見て、僕は、「ひょっとして、抗生物質を飲んだことがありますか？」と聞いてみました。すると、「数年前にピロリ菌の除菌（※1）をしました」と。

「抗生物質」で全部が説明つく

抗生剤をネズミに投与すれば、高血圧ネズミが出来上がります。

70年近く前に書かれた、『ストマイつんぼ』（大原富枝著）という本があります。かつて「死の病」といわれた結核は、抗生剤（ストレプトマイシン）を使うことで治癒率が格段に上がりました。しかし、ストレプトマイシンには大きな欠陥というか短所があって、簡単にいうと、脳神経に障害を起こして平衡感覚を失わせてしまい、その結果、たくさんの人が難聴になった。

現在、ストレプトマイシンが使われることは、そんなにないかもしれません。しかし、改良されてアモキシシリンとかクラリスロマイシンなど、名前が変わっていても、やっぱり抗生剤と難聴とは因果関係があると、研究結果は示しています。

また、抗生剤の投与により、腸内細菌叢《そう》（※2）が壊滅的なダメージを受けて、分泌系、神経系、免疫系などにさまざまな障害を起こすことが報告されています。

パーキンソン病患者の大半は、発症する数年前から何らかの消化器症状（便秘、過敏性腸症候群）があり、腸内細菌叢が乱れていることがわかっています。その原因に、抗生剤の可能性があるとした論文があります。

先の患者さんは、胃がんにならないためにピロリ除菌をした。つまり、抗生剤を大量に投与されたわけです。

ピロリ菌の除菌が普及した結果、確かに胃がんは減ったかもしれません。しかしその代わりに、食道がんが増えているのも事実です。

僕が治療で抗生剤を出すことは、ほぼありません。本当に必要なケースでも、あまり使いたくないと思っています。なので、ちょっとしたカゼや抜歯、すり傷くらいで抗生剤を出されたら、丁重にお断りするか、またはもらっても飲まないことをお勧めします。

それで大丈夫かって?

体には、自らを守る機能「免疫」が備わっていて、有事にはそれが働くシステムがあります。もちろん、毎日、添加物だらけのご飯を食べて、お酒ばかり飲んでいるような人には、リスクはあるかもしれません。でも、きちんとした食事をとっている人なら、体が治してくれます。とはいえ、今まで抗生剤に頼ってきたのに、「何もないと不安」という人もいますよね。その場合は、以下のことに留意していただければと思います。

※1 胃がんの原因となると言われているピロリ菌を抗菌薬によって除菌すること。胃薬で胃酸を抑えつつ、抗生剤投与を1日2回、7日間連続で行う治療。

※2 ヒトや動物の腸の内部に生息している細菌のかたまりのこと。腸内細菌叢のパターンは一人ひとり異なり、原型は3歳までに形成され、約1000種類、数にして100兆～1000兆の菌が生息しているなど諸説ある。

参考 Med Hypotheses 2020 Apr;137:109564.doi: 10.1016/j.mehy.2020.109564. Epub 2020 Jan 9.

抗生剤を使用せずに、回復するにはどうしたらいい？

【溶連菌《ようれんきん》感染症】

溶連菌感染症という病気があります。発熱して、のどが痛み、細菌が原因なので、病院に行ったら必ず抗生剤を出される病気です。

こういった病気にかかったとき、どうするか。

もし僕の子どもが感染したら、僕は「お水を飲んで、体をあっためて、じっと寝とき」って言います。熱も高いし、のどが猛烈に痛くなって水を飲むのもつらいほどの症状が出ますが、急性の症状なので、治るのも早いです。免疫システムがきちんと働いていれば、薬を使わずとも治る病気です。

【ふつうのカゼ】

カゼはウイルス感染です。抗生剤が効くのは細菌であって、ウイルスにはまったく効きません。なので、飲む必要はまったくないどころか、有害でしかありません。

【水虫など、慢性の感染症】

通常なら、抗カビ薬などが処方されるでしょう。

僕のおすすめは、ニンニクです。これは、昔の指導教授に教わったのですが、アルコール漬け、または酢漬けにしたニンニクを足に塗るだけです。その教授は、これで長年の水虫がピタッと治ったそう。

ニンニクは、細菌感染症、真菌、薬剤耐性症にも効果のあることがわかっています。つまり、ニンニク耐性菌っていないのです。

普段からニンニクをしっかりとるというのも、いいと思います。

【すり傷など】

皮膚がすりむけて、そこに砂や泥が混じったということは、小さなお子さんがいる家庭ならしょっちゅうかもしれません。また、思春期のニキビに悩んで皮膚科に行って、ニキビの膿《うみ》を出す治療をしたときなども、抗生剤が出されるでしょう。心配ならビタミンCを通常より多め（３０００mgくらいを1日に3回に分けて）飲んでおくといいと思います。ビタミンCには抗菌薬として働き、さらには、抗生剤に耐性のある細菌にも効くことがわかっています。

参考
『ビタミンCの大量摂取がカゼを防ぎ、がんに効く』生田哲（講談社α新書）

2 コレステロールは下げる必要なし！高いほうが健康で長生き

コレステロールが人体に必要不可欠な存在だってことを、ご存じでしょうか？

細胞を包む細胞膜の構成成分であり、脳やホルモン、胆汁酸《たんじゅうさん》、ビタミンＤの材料であり、なければ生体は維持できない、それがコレステロールです。

では、コレステロールの値が高いと何が悪いんでしょう？

一般的には、「動脈硬化の原因になるから」といわれています。だから高いコレステロール値を見れば、医者は薬を処方して、〝基準値〟まで下げようとします。もはや現代においてコレステロールは、それ自体、追放されるべき悪者、治療されるべき病気になっているようです。

しかし、重大な事実が見落とされています。

コレステロールが原因で動脈硬化が起こったことは、有史以来、一つの例もないし、今後もあり得ない、ということに。

なるほど、コレステロールが高いことは動脈硬化（およびその延長にある心筋梗塞や脳梗塞）

の発症に関連するリスク因子ではあります。しかし、それだけのことです。それだけのことであるはずが、いつの間にか相関関係と因果関係が混同されてしまったのです。

いまや、あたかもコレステロールにすべての非がある、といった状況に至った。まったくナンセンスな事態になっています。

「コレステロールのせいで動脈硬化になる」というのは、「消防士がいるから火事が起こる」、といっているようなものなのです。

確かに、ある種の血中脂質の増加と動脈硬化（および心筋梗塞）の発症率増加との間には弱い相関がありますが、だからといって、その血中脂質が問題の張本人というわけではありません。

体内で脂質がどのように働いていると思いますか？

皮膚で太陽照射を受けてビタミンＤに変換されるなど、**コレステロールはれっきとした抗炎症物質なのです。**

では、動脈硬化の真の原因は何でしょうか？

現代人が好んで過食する砂糖や精製小麦。これこそが問題の根本です。

これらの糖質は、体内で炎症を引き起こします。体はその炎症を何とか鎮静化しようとして、コレステロールの血中濃度を上げます。しかし、絶えざる糖質の流入に対して、コレステロールの増産で対処できなくなったとき、古いコレステロールが動脈に沈着しはじめる。これが動脈硬化の始まりです。

勘違いしてはいけません。コレステロールは何も悪くない。炎症を鎮めようとしてわざわざ出張ってきてくれたのです。火消しにやってきた消防士が、放火の犯人だとして批判されている。こんなデタラメな話はないでしょう。

しかし、これが現状です。デタラメに基づいて、大真面目に〝治療〟を行っているのが現代医療です。根本的なところで考え方を誤っているのだから、患者にメリットがあるはずもありません。

善玉コレステロール（HDL）、悪玉コレステロール（LDL）とは何か

俗に、善玉コレステロール（HDL）、悪玉コレステロール（LDL）などといいますが、「善玉」、「悪玉」という別種のコレステロールが存在するわけではありません。

コレステロールはコレステロールで、一種類しかありません。血中の移動様式が異なるだけです。軽自動車に乗っていようが高級外車に乗っていようが、あなたはあなたでしょう？　それと同じことです。

HDL（高密度リポタンパク）は、コレステロールの回収屋で、体内の各組織にあるコレステロールを肝臓へと運びます。HDLの血中濃度が高いのは好ましいことで、動脈硬化の発症を防いでくれます。

一方、LDL（低密度リポタンパク）は、肝臓から全身にコレステロールを輸送する運び屋

として働きます。

ＬＤＬは「悪玉コレステロール」と呼ばれていますが、ＬＤＬが本当に「悪玉」、つまり体に害をなすのは、ＬＤＬが酸化したときです。

ＨＤＬをクリーンな電気自動車だとすると、酸化ＬＤＬは排ガスをまき散らすディーゼル車のようなものです。

健康診断のコレステロール値の見方

ＨＤＬの数値が高いことは、好ましいといえます。一方、ＬＤＬが高いときには、さらに精査して、リポタンパク（ａ）を調べるといいでしょう。ＬＤＬの酸化の度合いを知ることができます。

このリポタンパク（ａ）濃度が30㎎／dℓ以上になると、動脈硬化を背景とする合併症（心筋梗塞、脳梗塞、閉塞性動脈硬化症）の発症率が激増します。

おもしろいことに、高脂肪食を食べた後には、この濃度が低下することがわかっています。「動脈硬化は、血管にアブラが詰まっているのではない」ということが、この一事からでもおわかりになるでしょう。

ちなみに、ＬＤＬと死亡率についてのレビュー（エビデンスレベルの高い論文）によると、ＬＤＬの値が高いほど、死亡率は低いことがわかっています。

コレステロールを下げるには?

とはいえ、コレステロールの値が高いと気になる人も少なくないでしょう。

LDLが非常に高い原因は、体が大量のコレステロールを産生する必要に迫られているか、コレステロールの利用効率が落ちているか、あるいはその両方です。

人為的に下げるのではなく、自然に下がるようにするためには、コレステロールが上昇する原因を解決することです。

具体的には、

①過剰な精製糖質（白砂糖、小麦、白米など）の摂取を控える

②ビタミンK_2、ビタミンD_3といった脂溶性ビタミンを摂取する

③ビタミンC、ナイアシンなどの水溶性ビタミンを意識的に摂る

そのほか、リンゴ酢、竹炭、紅麹《べにこうじ》もお勧めです。

「紅麹」と聞いて、ドキッとした人もいることでしょう。2024年の春に、服用していた人が死亡したということで一大騒動になりました。

ちなみに、現在世界中で使用されているコレステロール降下薬「スタチン」の開発者は、紅麹からスタチンを作りました。紅麹は食品というかカビだからともかく、僕はコレステロール降下剤を飲んでいる患者さんには、すぐに服用を中止するように指導します。なぜなら、スタチンは〝毒物〟だと僕は考えているからです。

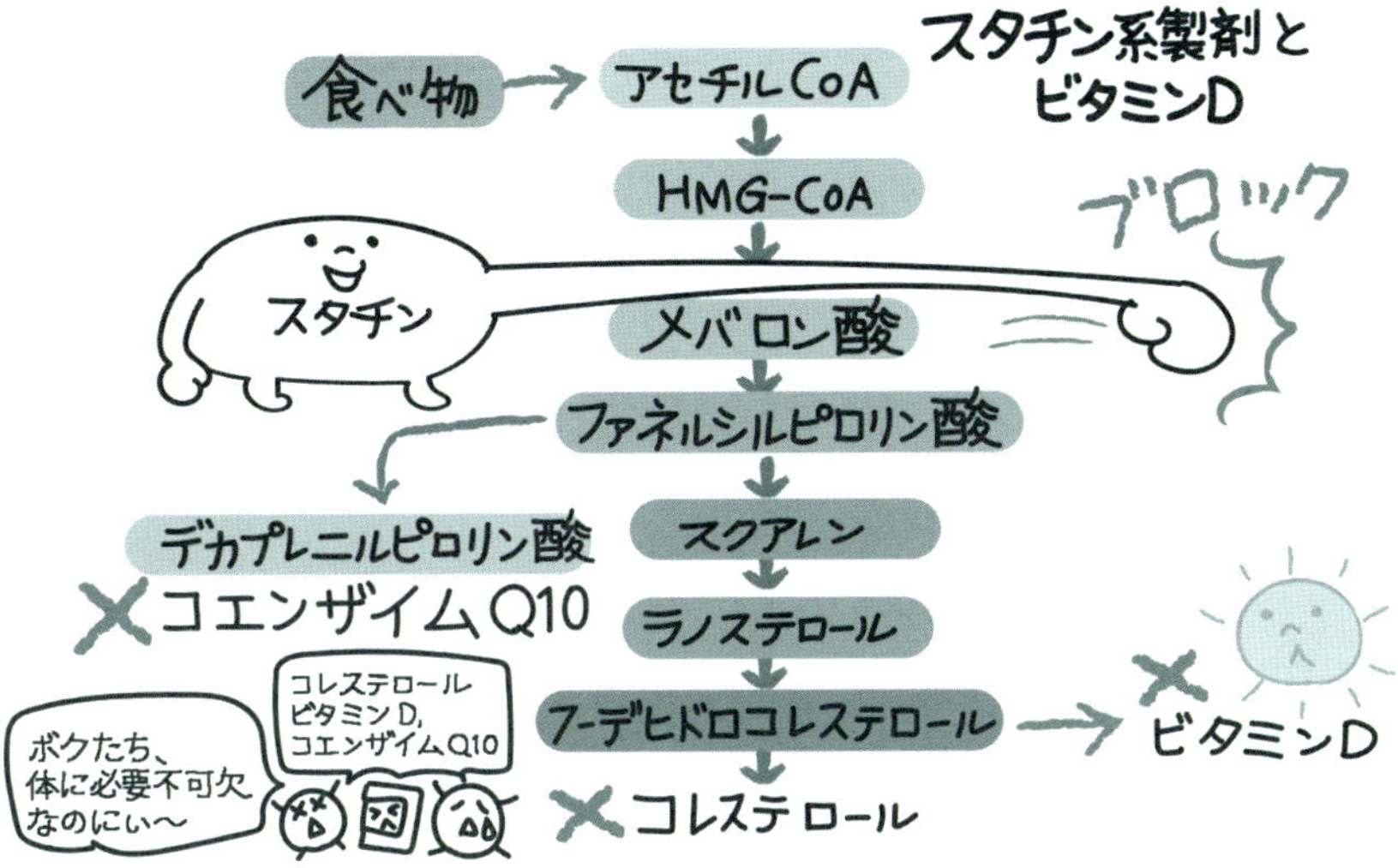

なぜ「スタチン」を飲んではダメか

体内で必要なコレステロールの大部分は、肝臓で合成されます。そして、コレステロールを下げる薬「スタチン」は、肝臓のコレステロールの合成を止めます。

コレステロールが肝臓において合成される際、その生成の段階においてさまざまな物質が生成されます。スタチンは、コレステロールが合成される前の段階で、合成の流れを阻害します（上図参照）。

すると何が起こるか？

体はこれを「異常事態」だと認識し、細胞ががん化、または死ぬか（アポトーシス）のどちらかになります。

ざっくりいうと、筋肉の細胞が死ねば、「横《おう》紋筋融解症《もんきんゆうかいしょう》」（※1）に。神経細胞が死ぬと、アルツハイマーや認知症に。膵臓《すいぞう》の細胞が壊れたら糖尿病になります。スタチンをまじめに飲み続けた結果、血糖値が上がって糖尿病になる人は、本当にすごく多いです。

どこの細胞がダメになったかによって、どのような病気になるのか、説明がつきます。

あまり知られてはいませんが、スタチンを飲み始めたことにより、元気だった人が著しく体調を悪化させ、スタチンを処方した医師と製薬会社相手に訴訟を起こして勝訴した例もあります。

僕の患者さんにも、こんな人がいました。

40代の女性。無気力を主訴に来院された。元来は快活な性格で、仕事にも熱心に取り組んでいたが、半年ほど前から気分が沈みがちになり、2〜3カ月前からは仕事に出るのもおっくうになった。

職場での人間関係も悪化し、休職、あるいは退職を考えていた。他院に通院しており、そこで降圧薬、コレステロール降下薬の処方を受けていた。

カウンセリングを行うと同時に、コレステロール降下薬の一時中止を指示した。あわせて、ビタミンC、コエンザイムQ10の服用をすすめた。

「薬を出してもらっている病院の医師には、なんて言えばいいでしょうか？」

「現時点では、コレステロール降下薬はあくまで『容疑者』です。犯人と決まったわけではありません。一カ月だけ中止してみてください。それでうつが軽快しないようでしたら、飲むのを再開してもらってけっこうです」

一カ月後の来院時、症状は見事に消失していた。

「スタチン誘発性のうつ」だったことが、明らかになった形です。

コレステロールは、細胞膜の構成材料であり、また、各種ホルモンの材料になると同時に、正常な脳機能の維持にも極めて重要な役割を担っています。

血中コレステロール濃度と脳内セロトニン濃度には相関があり、また、これらは不安症状と負の相関があります。さらに、コレステロール降下薬は、血中コエンザイムQ10の低下を招き、ミトコンドリアの機能不全の原因となります。

「とても体調がよくて、毎日元気に過ごせています。実は、仕事はやめちゃいました。でも、今、新たに別の仕事を始めたんです。一カ月前にはもう何の仕事もせずに家にずっといたいって考えていたことを思うと、自分でも信じられないぐらいに元気です」と、以前には見られなかった笑顔さえ浮かべて語る。

よかった。これでもう、この人は大丈夫だろう。通院する必要もない。食事摂取もできているから、サプリもあえて必要ないだろう。

※１　筋細胞が融解・壊死《えし》することで筋肉痛や脱力を生じる病態

参考

Vitamin K2 and the Calcium Paradox（Kate Bleue 著）

『たった一人で国・薬害裁判に勝つ』（福田実著）

COLUMN

紅麹が叩かれまくった件について思うこと

2024年春、「小林製薬の紅麹を飲んだことが原因で死者が出た」と大騒ぎになりました。本当に紅麹が原因で死亡したのか？　因果関係は明らかになっていないのに、厚生労働省、消費者庁、農林水産省など、国が勢力を上げて迅速に動き、マスコミを総動員して小林製薬を袋叩きにしました。

そもそも、なぜ、この問題が取り上げられたのでしょうか？

厚労省に最初に報告した教授は、とある製薬会社とズブズブの関係の医師です。その人が、関係ある製薬会社にとって極めて有利な申し出をしている。ちなみに、紅麹は、コレステロール降下薬「スタチン」の原料であり、紅麹サプリはコレステロールをおもしろいほど下げるとして、大人気でした。

紅麹は、カビ毒の一種です。もちろん中には危険なカビ毒もありますが、小林製薬は紅麹の全ゲノム解析まで行っており、腎機能障害をもたらす「シトリニン」を作れないと証明しています。そこまで力を入れているのです。しかも、2017年の販売開始から、2023年までは健康被害の件数はゼロ。2024年に入ってからなんです。今回の腎機能に障害を起こしたのは、紅麹ではないと考えるのが普通です。

ちなみに、厚労省の紅麹に関するＨＰには「コロナワクチンも回収してください」というコメントが多数寄せられましたが、厚労省はこういった声を非表示にしている。国民の声ですよ！？

紅麹で亡くなったとされた方は、2021年4月から24年2月まで、紅麹を定期的に購入していたという。ＳＮＳでは、「3年飲んでいたサプリが死亡との因果関係を疑われ自主回収を強制される一方で、ワクチン接種して数日で亡くなっても『因果関係不明』として推奨し続ける政府とマスゴミ」との声が多数上がっていました。

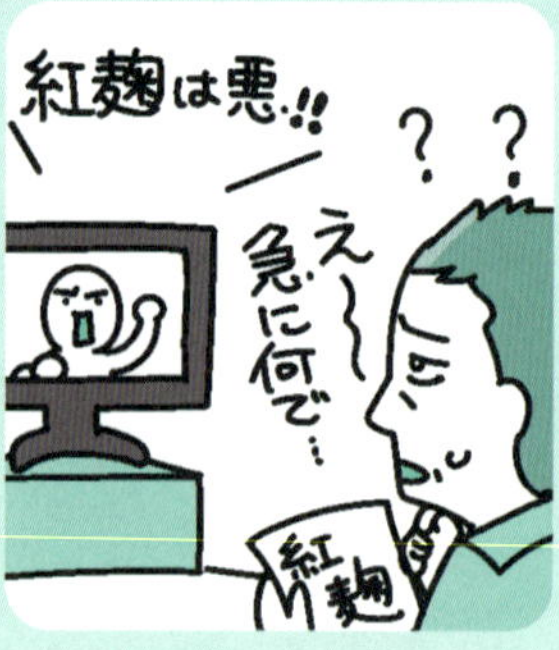

3

尿酸は最高の抗酸化物質

尿酸値を簡単に下げて痛風の痛みを取る方法

風が吹いただけで、激烈な痛みが走るという「痛風」。

尿酸値が高いことが原因といわれており、足の親指やひざなど、痛みが出る部位は人によってまちまちです。尿酸値を下げる薬を飲んでも、強力な痛み止めを飲んでも痛みは引かず、大好きなビール、エビ、カニと決別する人も少なくありません。

と、ちょっと大げさに書いてみましたが、実は、痛風による痛みは簡単に消えますし、尿酸値も下げられます。

それは、ビタミンCを飲むこと。

僕は、痛風の患者さんにビタミンCを大量に摂取することをおすすめしています。個人差はありますが、だいたい3日ほどで痛みが消え、痛みの発作の再発も治まるようです。

なぜビタミンCで痛風の痛みが消えるのか？

実は、尿酸値とビタミンCはトレードオフの関係にあります。つまり、尿酸値が高ければビ

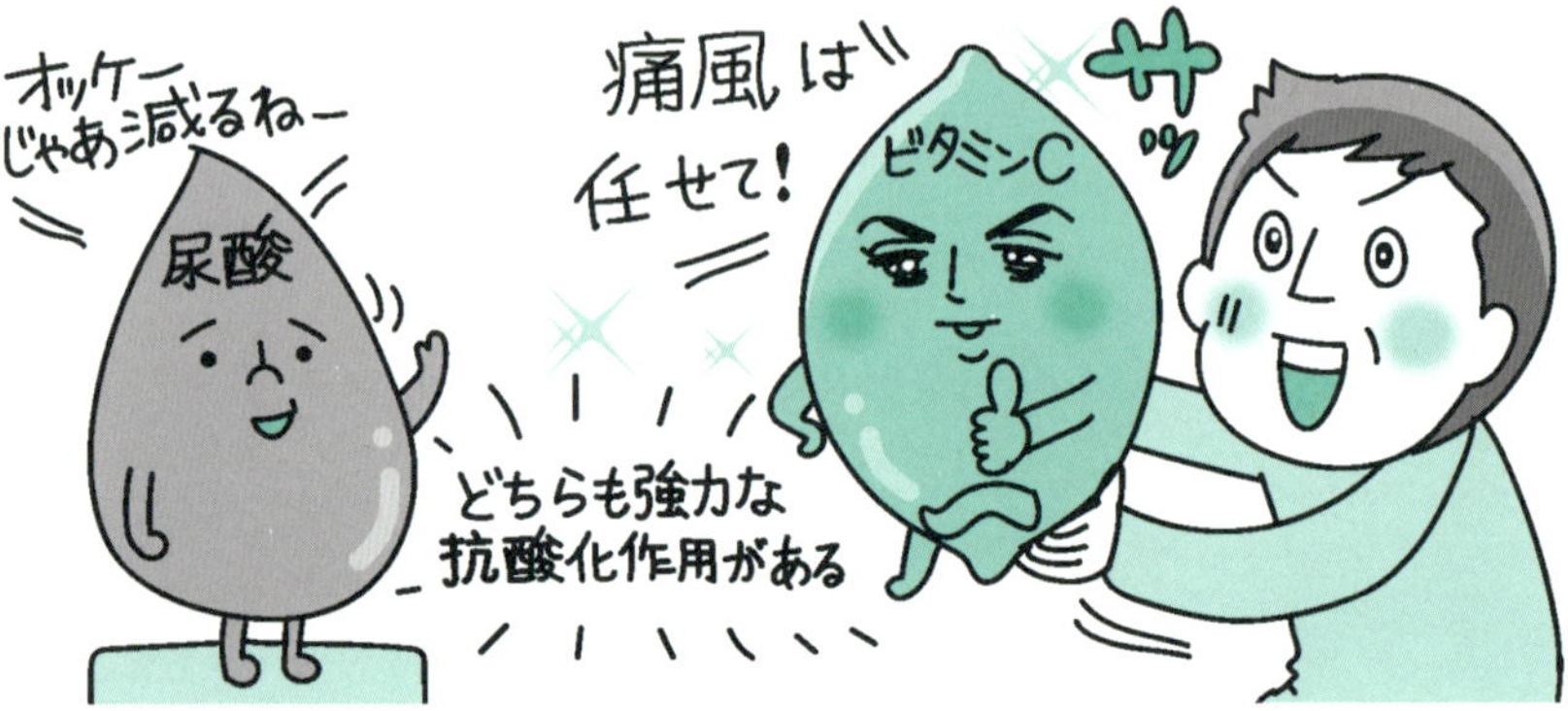
オッケー
じゃあ減るねー
尿酸
痛風は
任せて！
ビタミンC
サッ
どちらも強力な
抗酸化作用がある

タミンCが少ないし、ビタミンCを大量にとれば、尿酸値が下がります。

ビタミンCの摂取量は、朝昼晩の1日3回、それぞれ1000㎎ずつとるといいでしょう。1日5回にしてもいいし、もっと量を増やしてもOK。これを実践して、痛風の痛みから解放された患者さんは何人もいます。

ただ、人によってはビタミンCをとると、おなかを下すことがあります。便がゆるくなったら、摂取量を減らすなどして、調整してください。

尿酸値の高い人は頭がよくて、筋肉がつきやすい

そもそも僕が尿酸に注目したのは、当院にALS（筋萎《きんい》縮《しゅく》性側索硬化症《せいそくさくこうかしょう》の患者さん（Sさん・40代女性）が来院されたことがきっかけでした。

ALSとは、運動神経細胞が変性し、筋肉がやせて動かなくなっていく病気です。

Sさんは2020年からイスから立ち上がるときに転ぶなど、足がスムーズに動かなくなってきました。その後も症状は進行し、1年後には、歩くことすら困難になり、舌

も動かしにくくなり、しゃべるのにも支障をきたすように……。病院を受診したところ、ALSと診断されたのです。

僕のクリニックを受診したのは2年前。検査をしたところ、尿酸値が0・5mg／dℓしかないと判明（正常値は男性が3・8～7・5mg／dℓ、女性が2・4～5・8mg／dℓ）。

これほど低い尿酸値を見たのは僕自身初めてでした。そこで、尿酸値とALSの関連性を調べてみたのです。

その結果、尿酸値が高いALS患者は進行がゆるやかで、尿酸値が低いと予後が悪い、というように、尿酸値は、ALS患者の生存期間の予測因子として活用できることがわかったのです。

また、尿酸値はALSだけでなく、他の脳神経疾患とも深い関わりがありました。

その一つがパーキンソン病です。ドーパミンという脳内物質が不足して、体の震えや歩行困難などの症状が出る病気です。

尿酸値が高いグループと比較した研究では、低いグループではパーキンソン病の患者数が、なんと約4倍にも上っていました。また、尿酸を投与したところ、パーキンソン病の症状が改善したという報告もあります。

そのほか、尿酸値は、認知症とも関連があります。

尿酸値が高いほど、アルツハイマー型認知症の発症が少ないのです。実際、痛風患者は尿酸値が正常であるグループと比較すると、アルツハイマー型認知症の発症が少ないことがわかっています。

尿酸の強力な抗酸化作用が、脳や体を守っている

ところで、そもそも尿酸って、何でしょうか？

尿酸は、DNAの材料であるプリン体が、体内で代謝されたときにできる物質です。

一般的に尿酸は、「痛風や結石の原因になる物質」、「減らさなくてはいけないもの」という認識しかされていません。

確かに、血液中の尿酸の濃度を示す尿酸値が基準値を超えると、「高尿酸血症」という病名がつきます。過剰な尿酸は結晶化しやすく、痛風、結石などの原因になります。結晶化した尿酸は、一酸化窒素（NO《エヌオー》）が血管を拡張させるシステムを壊したり、ミネラルの一種である銅を酸化させたりする作用もあるので、動脈硬化や心血管系疾患、肥満などのリスクも高まります。

先ほどの認知症やパーキンソン病の話でいえば、尿酸が高いと、脳の血流が悪化して、認知機能に悪影響を及ぼすと思われるかもしれません。

しかし、現実は逆で、尿酸が脳神経や認知機能を保護する働きをしていることが考えられます。

その理由は、尿酸の持つ強力な抗酸化作用。

細胞を傷つけ、**老化やがん、動脈硬化を招く要因となる活性酸素の除去に、尿酸は役立っているのです。**

しかも、血液中の抗酸化物質の約半分は、尿酸由来です。健康の維持や寿命の延伸に、尿酸

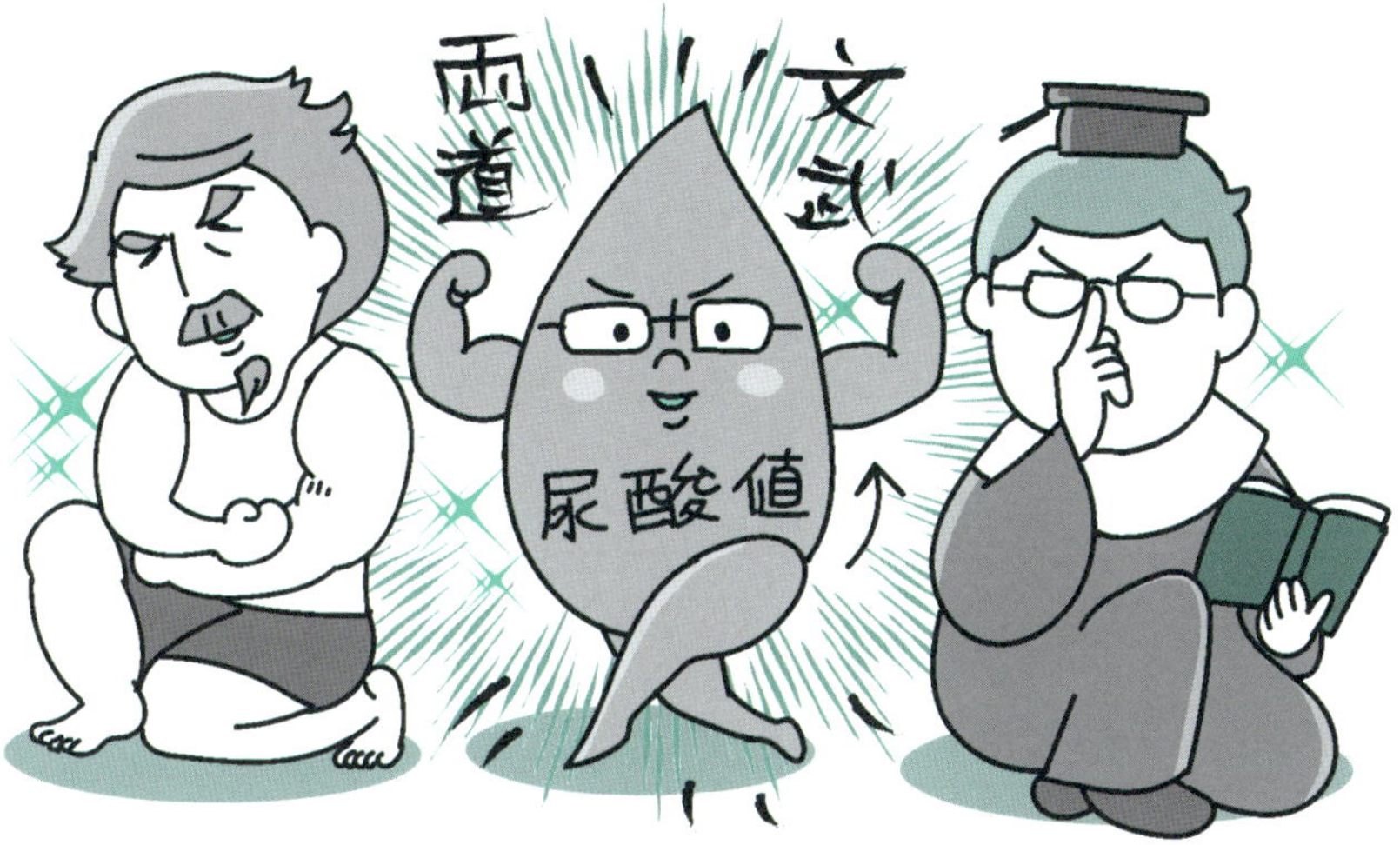

が大きく寄与していることは、間違いありません。

さらにいうと、尿酸値が高いほど、筋肉がつきやすく、頭の働きもよくなることがさまざまな研究によって示唆されています。

例えば、「尿酸値が高いほど、サルコペニアになりにくい」というデータがあります。サルコペニアとは、加齢や病気によって起こる筋肉量の減少をいいます。

つまり、尿酸がたくさんある人ほど、筋肉がつきやすく、維持しやすいということ。これは、先ほどのＡＳＬの話とも関連していますね。

また、尿酸は、認知機能を強化します。知的に発達した霊長類が出現したのは、尿酸の作用によるものだという主張もあるほどです。

豊かな教養を持つ高名な人物や、いわゆる「天才」といわれる人を対象とした研究によると、彼らの痛風（高尿酸血症）の発症率は15〜20％。一般的な高齢男性の痛風発症率（0・6〜2％）に対し、はるかに高いことがわかっています。この相関は、高尿酸血症が、天才の発生に関与している可能性を示しています。

そのほか、大学教授などの知的職業に従事する人は、ほかの職業に比べて、尿酸値が高いという研究もあります。

大学教授は、研究や論文執筆などで脳を酷使します。通常、脳が疲れると思考を重ねるのが難しくなりますが、尿酸の抗酸化作用のおかげで脳がフル回転しても疲れにくくなると、長い時間、脳を使うことが可能になるのです。

「文武両道」という言葉がありますが、尿酸という観点から見ると、そうなるのは必然といえそうです。

尿酸値を上げるにはどうすればいい？

冒頭では、痛風の痛みを和らげる方法をお伝えしました。一方で、筋肉が少なすぎる、つまり尿酸値が低すぎる人はどうすればいいのかという方法について、栄養療法という側面からアドバイスいたします。

尿酸値が極端に低い、筋肉が少なく細身の人は、サルコペニアや認知症などのリスクを下げるために、尿酸値を上げる食事をとるといいでしょう。

この場合、参考になるのが、高尿酸血症の患者に推奨される食生活。彼らにとって「控えたほうがいい」とされる食べ物をとることで、尿酸値は上がると考えられます。

具体的には、プリン体を多く含むレバーや白子、ウニ、イクラ、タラコ、果糖を含む果物などをとるといいでしょう。

カツオ節やカツオだしに含まれる旨味成分のイノシン酸、ビタミンB_3（ナイアシン）も、尿酸を増やす成分です。ビタミンB_3は、サプリメントを利用するのもいいでしょう。ビタミンB_3は、動脈硬化や関節炎の改善にも役立ちます。

ちなみに、高尿酸血症の場合、ビタミンB_3を控えたほうがいいかというと、そうではありません。

ある研究では、尿酸値が平均６・75㎎／dℓのグループに5年間、ビタミンB_3のサプリメントを摂取させて観察しました。

すると、尿酸値は、平均６・８㎎／dℓとわずかに上昇しました。しかし、痛風性の関節炎や結石など、高尿酸血症が原因の疾患は増加しませんでした。

ですから、高尿酸血症の人も動脈硬化などを予防改善するために、ビタミンB_3のサプリメントを活用しても大丈夫です。

最後にもう一つ。話が脱線しますが、進化という観点から見ても、ビタミンＣと尿酸には、大いに関わりがあります。

実はイヌやネコなど動物のほとんどは、体内でビタミンＣを自己産生できるのをご存じでしょうか？　ビタミンＣが自己産生できないのは、一部のサルと人間だけ。おそらくビタミンＣが豊富

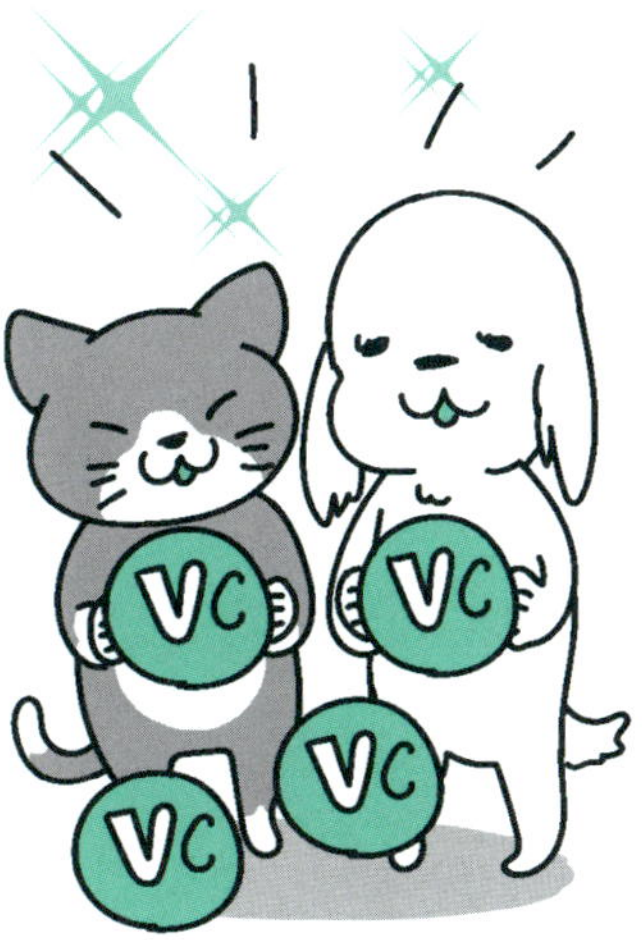

に含む木の実などの食物を手軽に採集できたため、体内で自己産生する必要がなくなった、と考えられます。

いわずもがなですが、ビタミンCは、強力な抗酸化物質です。それが体内で産生されなくなったので、人間は尿酸を抗酸化物質として利用するように進化したのかもしれません。

どうでしょう？　これまで尿酸を悪く思っていたのに、貴重で愛おしい物質に思えてきませんか？（笑）

体に備わっているもので、不要なものなど一つもありません。むしろ重要だから、進化を遂げた今でも残されているのです。数値が高くなるのは、体が「こうしたほうがよい」という判断のもと、行われているのです。「健康診断の数値が低ければ安心」という偏った認識を、いいかげんに見直す必要があると思いませんか。

参考
https://link.springer.com/article/10.1134/S2079086414030086
Cureus. 2023 Jul; 15(7): e42312. Published online 2023 Jul 22. doi: 10.7759/cureus.42312
Gout and Uric & Nucleic Acids Vol.44 No.1 (2020)
BMC Geriatr 2022 Feb 12;22(1):121. doi: 10.1186/s12877-022-02817-x.
https://www.ncbi.nlm.nih.gov/pmc/articles/PMC1000968/?page=1
Copeman WSC: A Short History of Gout and Rheumatic Diseases. Berkeley and Los Angeles, California, The Uni　versity of California Press, 1964, p. 236
Stetten D Jr: Gout. Perspect Biol Med 2: 185-196, 1959

4 高血圧と塩は無関係

塩は命の源

そこらへんの内科に行って医者から言われる栄養指導って、だいたい全部デタラメじゃないかって思っています。

例えば、血圧が高い。「塩分を控えてください。6g以上とったらダメです」とか言われますけど、ウソですよ。だまされないでください。

「塩は高血圧の原因」「塩の摂取量は1日6g以下に」などという声を真に受けて、現代人は塩を「避けるべきにっくき悪」だと思っている。

しかし、江戸時代以前の人々は、塩が「命の源」であることを知っていた。「敵に塩を送る」ということわざは、現代日本では成り立たない。塩が命の源だという前提がすでに崩れているのだから。「高血圧の原因物質を送り付けて、敵軍の健康状態を弱体化させる狙い」なんて逆の解釈をされかねません（笑）。

かつて罪人に課される刑罰のひとつに「塩抜きの刑」というのがありました。

普通に食事をとらせるが、ただ、塩っけだけは一切とらせない。そうすると、罪人はたちどころに音《ね》を上げる。体が衰弱して元気が出なくなります。

塩なくして、健康はありえないのです。

神経伝達、筋肉（心臓や血管の筋肉も含め）の収縮と弛緩、体液バランス。すべて塩があってこそ適切に機能します。

一般に、減塩は心臓や腎臓に好ましいということになっているけど、この主張には科学的根拠はありません。

「塩を増やせば血圧が上がり、塩を減らせば血圧が下がる」という単純な話ではないんですね。むしろ、減塩によってアルドステロンというホルモンの分泌が過剰になり、かえって血圧が上昇して、心肥大、ひいては僧帽弁閉鎖《そうぼうべんへいさ》不全《ふぜん》（※1）を引き起こすメカニズムさえあります。

問題は塩の質と量

塩と精製塩はまったく違います。この点は強調しておきたいところです。

海水をコップに入れて、そのまま日光に当てておく。すると、海水が蒸発し、コップの底に白い粉が残る。これが塩です。

一方、精製塩は化学的に作られます。中学の理科の授業で「酸とアルカリを混ぜると塩《えん》ができる」と習った人もいるでしょう。もしくは、塩酸と水酸化ナトリウムの反応によって塩化ナトリウムができる。あるいは、イオン交換膜を使って塩化ナトリウムを作る方法もあります。

いずれにせよ、法律上、塩化ナトリウムの含有量が「97％以上」になれば、食塩と呼んで差し支えないのです。純度の高い塩化ナトリウムは、保存しておくと固化します。そこで、固化防止剤（フェロシアン塩やアルミノケイ酸塩）が添加されます。一般的な摂取量では問題ないとされていますが、無害というわけではありません。

くり返しますが、塩と精製塩は似て非なるものです。前者は自然の産物であり、後者は科学（化学）の産物です。ものが違えば、当然、体に対する作用も違います。

住む地域によって塩の摂取量が違ってあたりまえ

日本人は世界的に見て、塩分摂取量が多いと言われています。

アマゾンの熱帯雨林に住むヤノマモ族は、1日200mgの塩（ナトリウム量）で生活しています。小さじ10分の1ほどの塩で、世界でもっとも少ない塩分消費量です。

一方、もっとも多いのは日本の岩手県で、1日のナトリウム摂取量は26000mg、小さじ11杯分以上です。

これは、何が正しいか何が間違っているかの話ではありません。

土地に長く暮らすうちに、その風土にあった食文化が生まれ、食性が養われていく。

東洋医学的に言うと、塩は「陽《よう》」の気《き》を持つ。寒い地域で暮らす人々にとって、塩の持つ陽の気は体を引き締めたり温めたりするので、寒さに対抗する体づくりのためにとても重要です。

逆に、酷暑の熱帯雨林では、陽の気を持つ食材は忌避《きひ》されます。むしろ、甘いバナナやパイナップルなど、体を冷やしてくれる「陰《いん》」の気を持つ食材を食べて、体の熱を除こうとする。

その風土に固有の食文化があり、食性がある。「塩の摂取量は1日6g以下」などと画一的な物差しで各国の食文化の是々非々を論じるなんて、バカげていると思いませんか？

とはいえ、寒冷で塩分摂取量の多い地域では、高血圧、脳卒中の発症率が高いという疫学的な事実があります。こういう事実に対処することこそ、現代科学の知見が有益になるのだと思います。

『高塩化ナトリウム食誘発性高血圧に対するアスコルビン酸、リボフラビン、コリンの効果』という論文があります（1958年、岩手医科大学）。

ネズミに塩化ナトリウム（塩ではない）をたらふく食べさせると高血圧になります。そうしたうえで、別の栄養素を加えることで高血圧の発症を抑制ができないかを調べました。

A群　1％塩化ナトリウム食（減塩食）
B群　3・5％塩化ナトリウム食＋アスコルビン酸（ビタミンC）
C群　3・5％塩化ナトリウム食＋リボフラビン（ビタミンB_2）
D群　3・5％塩化ナトリウム食＋コリン（水溶性ビタミン）
E群　3・5％塩化ナトリウム食のみ

この食事を27週間続けて、その後、体重や血圧、各臓器の具合などを調べたところ、A群（110・5㎜Hg）とE群（143・2㎜Hg）の血圧に大差があった。これは想定済みの結果といえます。しかし驚いたのは、B群、C群、D群でも、それぞれ血圧は119㎜Hg、111・6㎜Hg、122・3㎜Hgとなったのです。

つまり、各栄養素には血圧上昇を抑制する作用があることがわかったのです。

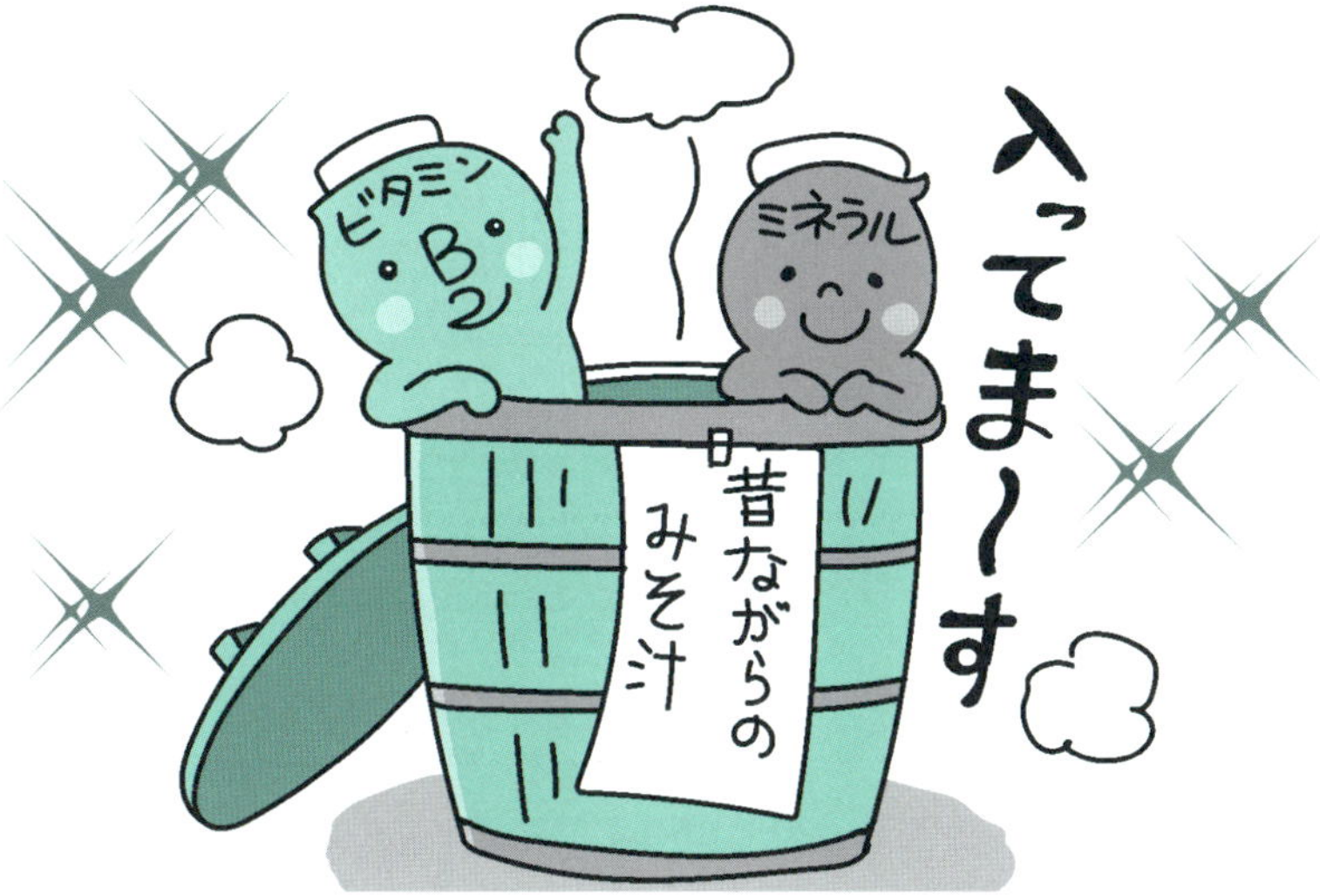

みそ汁とぬか漬けが高血圧に有効

右記の研究は、塩化ナトリウムにビタミンを足すことで血圧の上昇が抑制されたことを示していますが、これは結局のところ、みそ汁やぬか漬けのよさを示唆しています（みそ汁やぬか漬けにはビタミンB_2やビタミンＣが含まれているから）。

みそ汁についてはさらに興味深い研究があって、ざっと結論だけいうと、マウスにみそを投与すると、放射線障害に強くなったり、大腸がん、肺がん、乳がん、肝臓がんが発生しにくかったり、胃潰瘍《いかいよう》になりにくかったり、高血圧になりにくかった。

この研究がおもしろいのは、投与するみそを発酵日数によって分けたところ。結果、長期発酵（１８０日間）のみそが最も効果的だった。

濃い塩化ナトリウム（２・３％）を与えた

マウスでは、収縮期血圧が有意に上昇したが、薄い塩化ナトリウム（0・3％）の投与では上昇しなかった。しかし、長期発酵のみそに2・3％の塩化ナトリウムを混ぜて投与すると血圧上昇が見られなかった。

みそは決して「単なる塩っけ」ではないということです。

年をとると、誰でも多かれ少なかれ動脈硬化があるものです。血管が硬くなり、若いときのようなしなやかさがなくなる。しかし体は血圧を上げることで、脳や末梢に栄養と酸素をしっかり届けようとする。**加齢に伴って血圧が上がることは、体の適応作用なんです。**

しかし僕ら医者は、ただ数字だけを見て「血圧150！高血圧だ！」と薬で下げようとする。加齢に伴って血圧が上がることの意味を考えることもなしに。

降圧剤で不自然に血圧を下げると、頭に血液がいかず、栄養や酸素が脳に届きません。そりゃ、認知症にもなるでしょう。体は必要があって血圧を上げているのです。

薬を飲むより、本物の塩をとって、ビタミンもきちんととるほうが、体にはずっと優しくて健康にもいいと僕は思います。

※1　心臓にある4つの弁のうち、左心房と左心室の間にある弁を僧帽弁という。僧帽弁閉鎖不全症は、僧帽弁が完全に閉鎖されないために、一度左心室へ送り出された血液が左心房内へ逆流する病気のこと

参考
https://www.jstage.jst.go.jp/article/jnsv1954/4/4/4_4_310/_article/-char/ja
https://pubmed.ncbi.nlm.nih.gov/9582047/
https://note.com/nakamuraclinic/n/n709fa5ec1b5a

5 ピルを飲むとあとが怖い

生理不順や月経痛を整えるため、または不眠や更年期障害の改善目的に使用されるピル（黄体ホルモンと卵胞ホルモンを合わせたホルモン剤）には、乳がんや子宮がんのリスクがあることが統計的にわかっています。

「ひどい月経痛だから、ピルを飲んでいる」という人は、マグネシウムやにがりを食生活に取り入れるといい。または、ある種のハーブを使う。チェストベリー、レッドクローバー、セントジョンズワートには、月経を整える作用があります。

体調を整えるというのは、そういう穏やかな治し方をすべきであって、石油由来の合成ホルモンでは根本的な問題は解決しないと僕は思います。

生理痛と同様に頭痛持ちの人は、常備薬としてすぐに薬を飲んでしまいますが、薬はあくまでその場しのぎの対症療法でしかありません。

症状を消す薬って、火事が起こって煙が出ているのを、煙だけ消してわからなくしているようなものなんです。火元はそのまま放置なんですよ。将来の自分に、大変なことをしてしまっていると自覚してほしいと僕は思っています。

でも、医師から処方されてしまうこともあります。あるとき僕のクリニックに50代女性のＭ

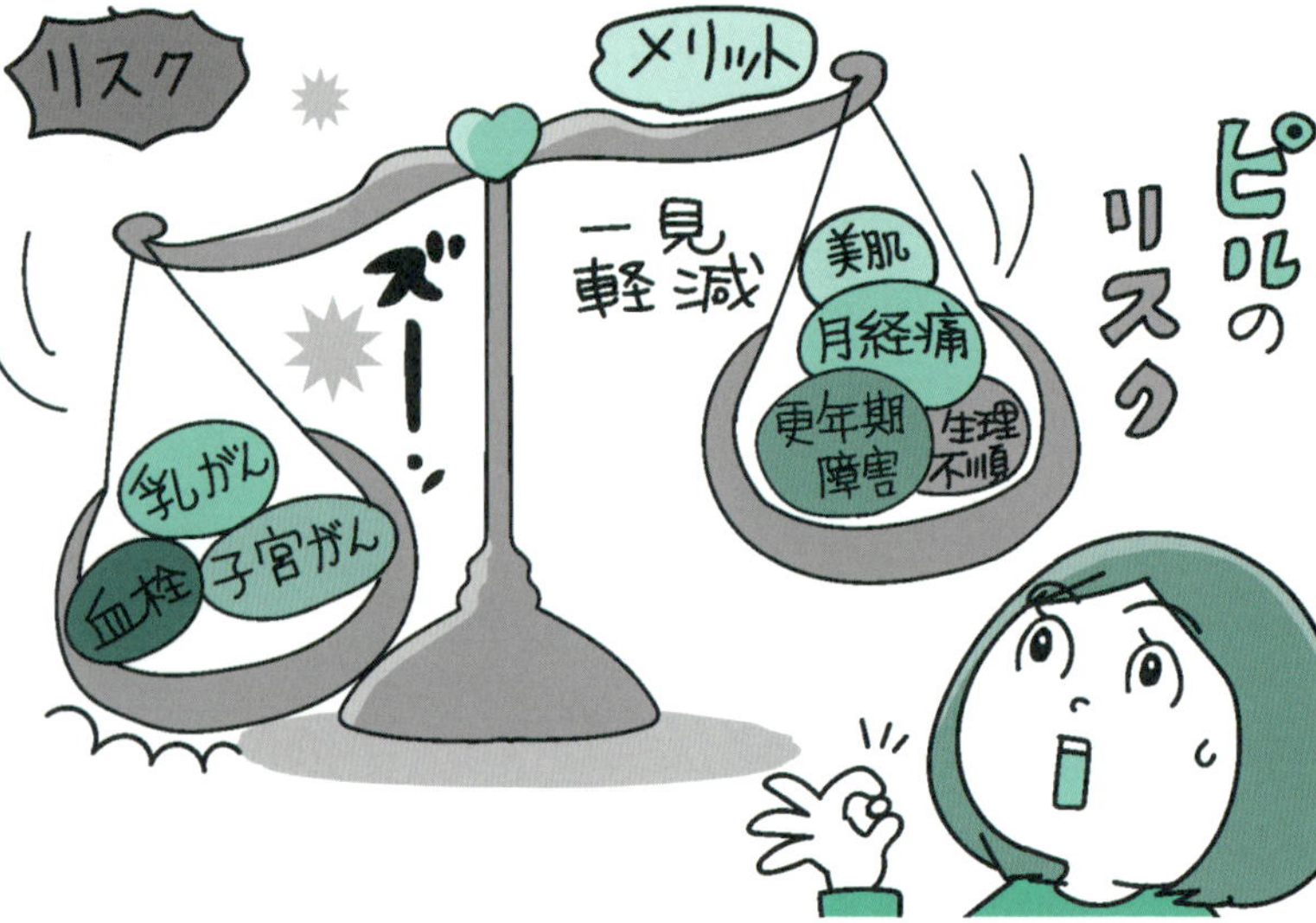

さんが来院して、言いました。

「10年ほど前に血栓症と言われて、それ以来ワーファリン（抗凝固薬）とアトルバスタチン（コレステロール降下薬）を飲んでいます。あと胃薬も。でも最近、こういう薬が体に悪いと知って、それで主治医に薬をやめたいと言いました。すると、『やめるといろいろ病気になるけど覚悟の上？』と聞かれて、怖くなって『やっぱり続けます』と。でも、本当はやっぱりやめたいんです」

ワーファリンもアトルバスタチンも、僕の中では「飲んではいけない薬」の一つなので、Mさんになぜそれらがダメなのかを説明しながら、代わりにどのような栄養療法を実践するといいか考えていました。

するとMさん、

「あと言い忘れていましたが、10年ぐらい前、PMS（月経前症候群）があまりにもひどくて、婦人科に行くとチョコレート囊腫《のうしゅ》と診断されました。それで、ホルモンバランスを整えるために低用量ピルを処方されたんです。それから1年後くらいに足が痛くなって病院に行くと、今度は血栓症と言われて……」

この言葉を聞いて、すべてがつながった。

ピルを飲んでいると血栓ができやすくなる。実際、この人の血栓はピルが原因だろう。しかし病院では、「血栓予防にワーファリンを飲みましょう。あと家族性コレステロール血症だからスタチンも飲んでね」と、そもそも血栓の原因であるピルについては何も言われなかった。**根本の原因を無視しているばかりか、〝毒物〟ともいえる薬を処方されていたのです。**この女性の経験談は、そのまま、デタラメな現代医療の典型例になっています。

ピルはもちろん、早々に上記二つの薬もやめてもらったのはいうまでもありませんが、こんな医療がまかり通っているんです。

ピルで脳梗塞

それからこんなこともあった。高校生の娘さんを持つお母さんからの相談。

「高校一年の娘がニキビで悩んで、『ピルを飲みたい』って言い出しました。ニキビにはピルが効く、って聞いたみたいで。『まずは夜更かしとか食生活を正してみたら?』と言いましたけど、正直なところ、娘の気持ち、わかるんです。私も若い頃にひどいニキビに悩まされましたから。だからといってピルは飲ませたくないです。知り合いで、40代前半で脳梗塞を発症した女性がいます。後遺症で半身マヒになり、重度の言語障害が残りました。その後、奇跡的な回復をした彼女がこう言っていました。『私は食べるものにも気を遣っていたし運動もしていた。かなり健康的な生活をしていたのに、この若さで脳梗塞になった。これって、ピルを飲んでいたからじゃないかと思うのよ』と。だから、ピルは嫌だなって思うんです」

ピルで脳梗塞。前述のように、ピルを飲んでいると血栓ができやすくなるので、それが脳に行けば脳梗塞になります。美肌になる代償としては、あまりにリスクが大きい。

実は、ニキビは栄養療法が大いに得意としている分野です。抗菌薬やピルでは治りきらなかった肌荒れが、どういう栄養素をとったら回復するかが細かく研究されているのです。

僕のおすすめは、タラの肝油。オイルそのもので、慣れないとかなり飲むのに抵抗があるかもしれないけど（なんとなく生臭い）、これで安全に美肌になるなら我慢できると思います。

ニキビの話に脱線しますが、ニキビの原因には、ホルモン説、食事説、細菌（アクネ菌）説、さまざまな説があります。

個人的には、結局、すべては食事に行きつくのではないかと考えています。

食生活の改善が美肌への最短ルートであり根治療法

食事が腸内細菌の構成にダイレクトな影響を与えているし、腸内細菌叢の変化により、皮膚の常在菌叢も変化します。乱れた食生活を続けていると肌の調子が悪くなることは、誰もが経験的に知っていることでしょう。

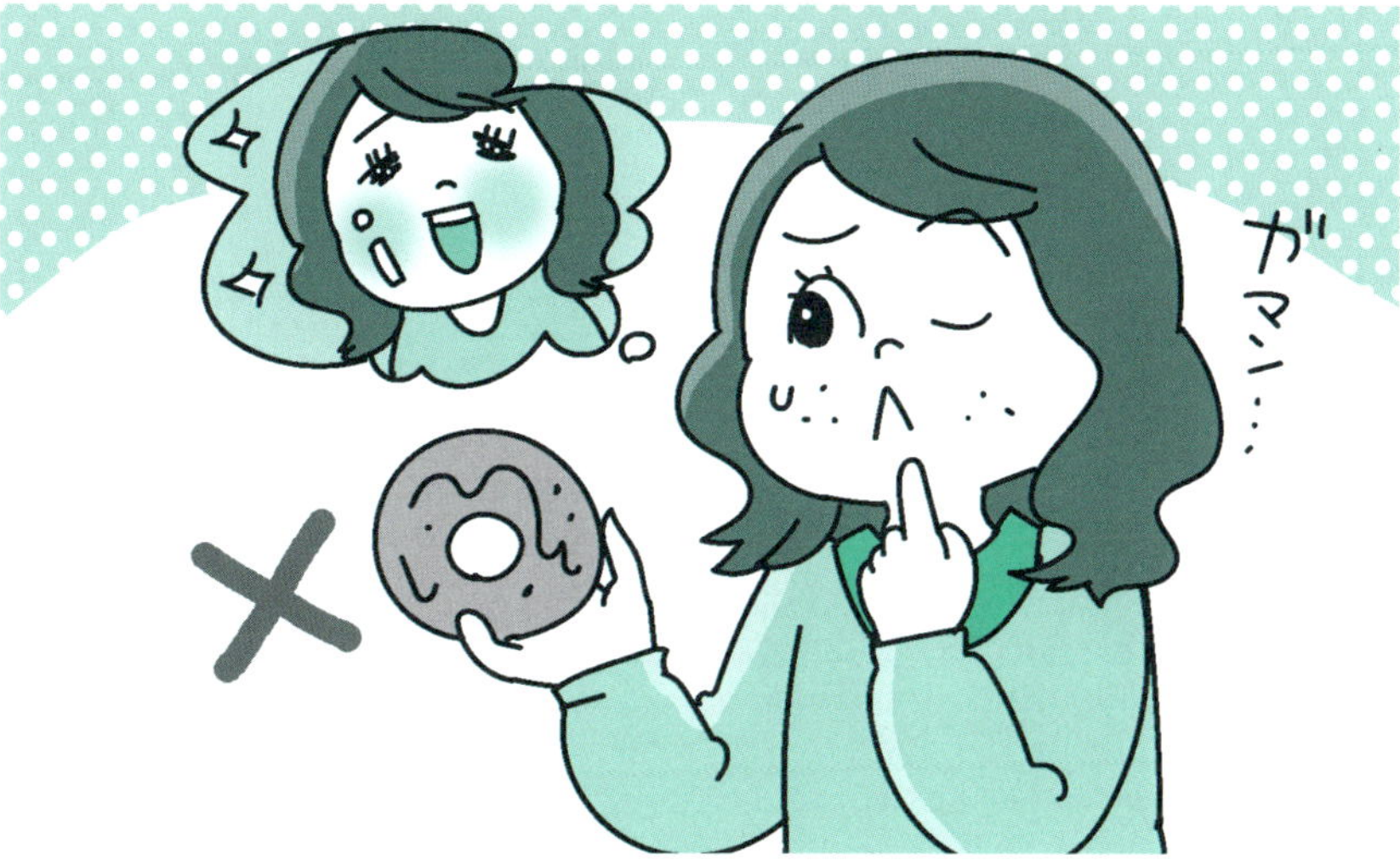

逆に、食生活を改め（具体的には小麦、乳製品、お菓子を控える）腸内細菌叢が改善すれば、皮膚常在菌叢も健全化することは、さまざまな研究でも示されています。

一方、体内のホルモンバランスも、食事と無縁ではありません。ステロイドホルモン（男性ホルモン、女性ホルモン、コルチコイドなど）はコレステロールから産生されますが、腸内細菌がコレステロールの血中動態に影響を与えることが示されているのです。

つまり、

食事改善→腸内細菌叢の改善→皮膚細菌叢の改善→ニキビ改善

あるいは、

食事改善→腸内細菌叢の改善→コレステロールの代謝改善→ホルモンバランスの改善→ニキビ改善

といったカスケード（構造）が想定できます。

一般に、どんな病気に対してであれ、カスケードの上流（この場合「食事改善」）からアプローチすることが治癒につながることが多いです。そちらの方がより根本的な原因だからです。皮膚の細菌叢に介入するぬり薬や、腸内の細菌叢にダメージを与える抗菌薬、ホルモンバランスに直接介入するピルなどよりも、食事への介入によって症状の改善をはかるのが最上の策なんです。

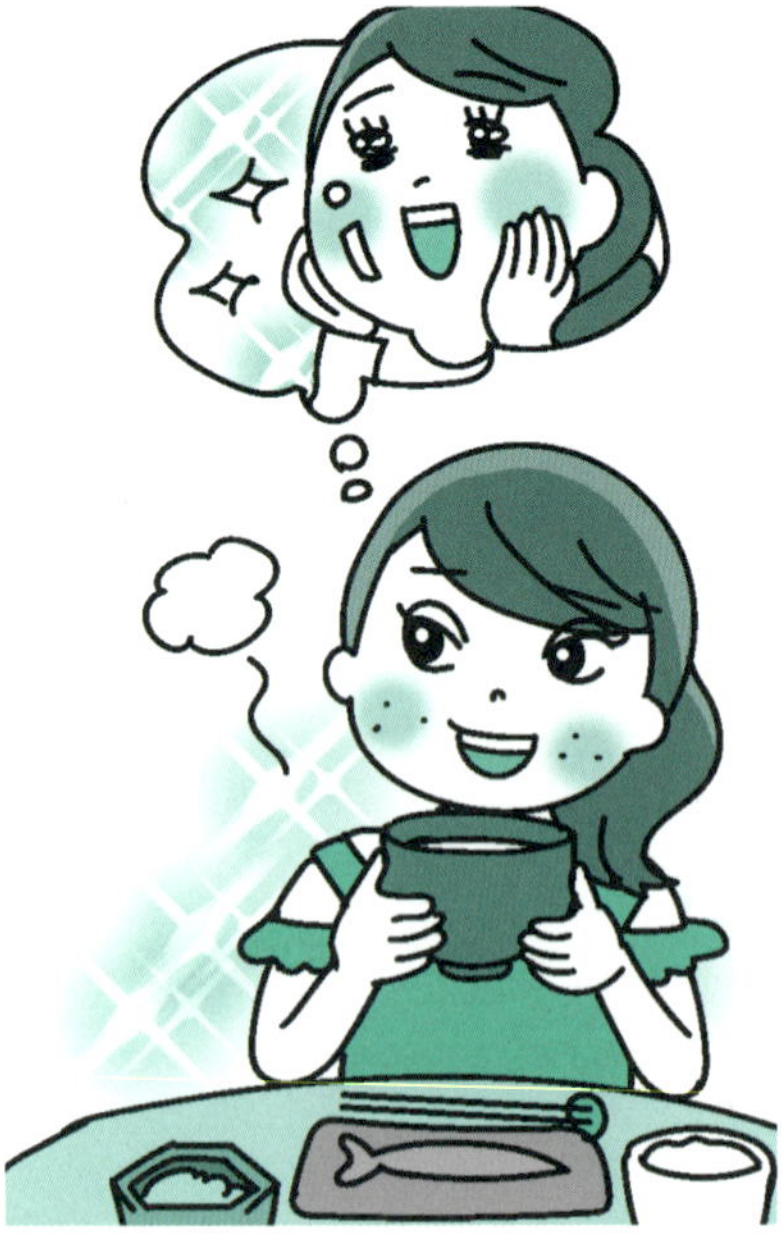

参考
https://www.jaad.org/article/S0190-9622(81)80074-6/pdf
https://www.mdpi.com/2076-0817/3/1/14

第２章

がんにならない暮らし方

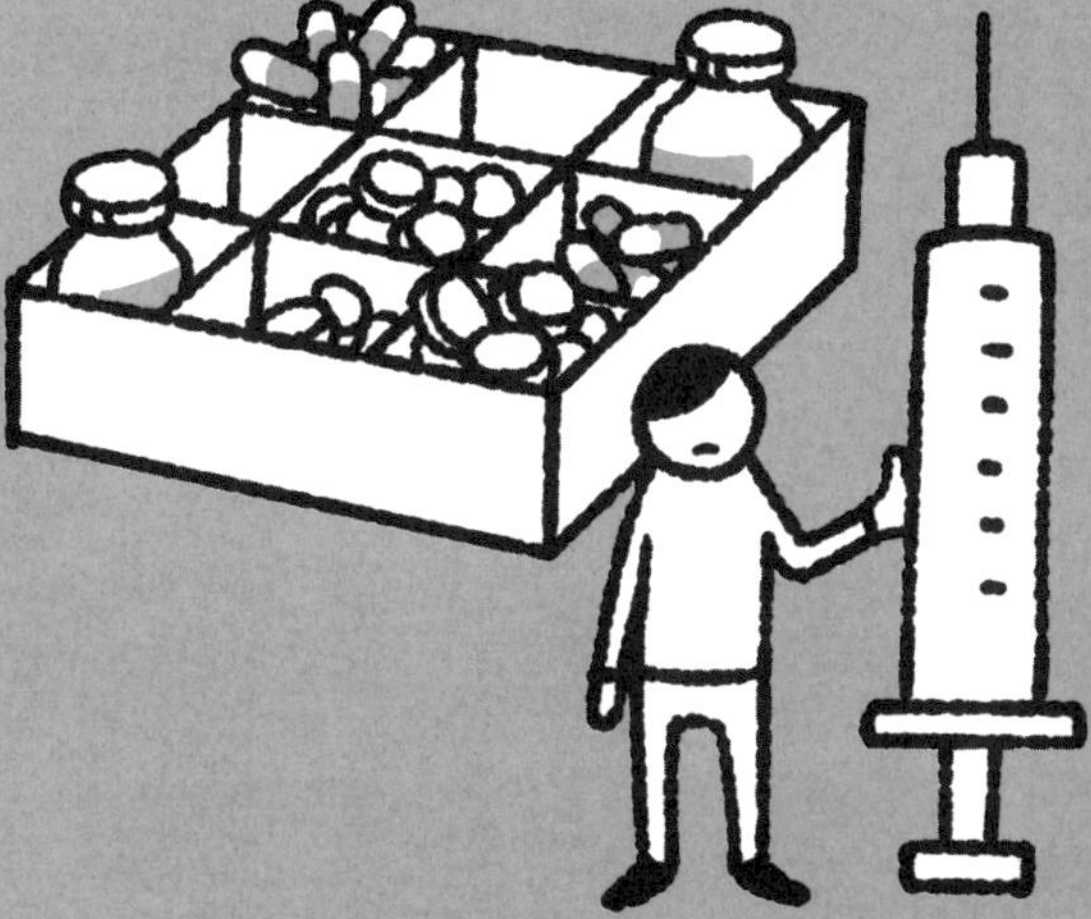

「日本人の２人に１人はがんで死ぬ」と言われるこの時代、がんにならないために何をするか、どうすればよいか？　とよく議論されています。そんな不安を煽り立ててどうするんだって気もします。だって、がんって、毎日毎日できているんです。体の免疫がきちんと働いているおかげで、体は毎日毎日、修復されているのです。とはいえ、体の免疫機能を壊すようなことをすれば、致命的ながんになることもあります。そうならないための心得をお話しします。

6 がん検診は無意味

がんの早期発見、早期治療が推奨されていますが、僕はこれらを無意味と思っています。いや、無意味ならまだマシで、むしろ有害じゃないかと思っています。

がん検診の有効性を調べた論文がありますが、結果は否定的でした。つまり、がん検診は無駄というのが研究の示唆するところだったのです。

「がんの早期発見、早期治療」というのは、医療業界が生み出した単なるマーケティングフレーズに過ぎません。

実際のところ、がんは見つけてはいけません。「人間は誰しも1日5千個くらいのがんができている」と、聞いたことがありませんか？　それでも、ほとんどの人はがんを発症しませんよね？　免疫系が適切に機能していれば、発生したがんは日々、速やかに処理されているからです。

しかし、検診なんか受けてしまうとうっかり見つかってしまう。

「レントゲンで影がありますね。がんの可能性があるので精査が必要です」などと言われて、CTとか生検を見て、さらにリンパ節への転移の有無なんかも見て、「がんです。リンパ節に転移しているので少なくともステージ3です」なんて言われて、ショックを受ける。

放っておけば何も悪さをしなかったものを、わざわざ見つけにいって、それでがんと宣告されて絶望している。バカみたいですね。検査に行きたい人をあえて止めることはしませんが、僕自身はそういうのを茶番としか思っていません。

「でも本当にがんになったらどうするか」という疑問が湧くかもしれません。

これも、がんのことをまったくわかっていないとしか言いようがない。前述のように、がんは健康な人にも毎日５千個くらいはできています。だから、誰でも「毎日がんになっている」わけです。

それでも例えば、肺とか大腸に５㎝くらいのしこりがあって、調べてみるとがんだったらどうするか。

僕だったら、基本的には放置します。何もしません。

がんは体の中の「ろ過装置」

がん細胞の成分を分析すると、正常な細胞に比べて、多くの有害化学物質が検出されます。つまり、体は多量の毒素を一点に集中することで、その他の箇所の恒常性を保とうとする。いわば「ろ過装置」としての役割をしているという考えがあります。

僕らの日常生活って、毒まみれでしょう。農薬、添加物、電磁波、ワクチンなど、さまざまな毒を日々摂取しており、こういう毒のなかには発がん性がある物質も含まれています。

普段、極力そういう毒を摂取しないようにしていますが、それでも完全に回避できるわけではありません。そんなふうに少しずつ体内に蓄積した毒が、がんを起こす可能性もゼロではない

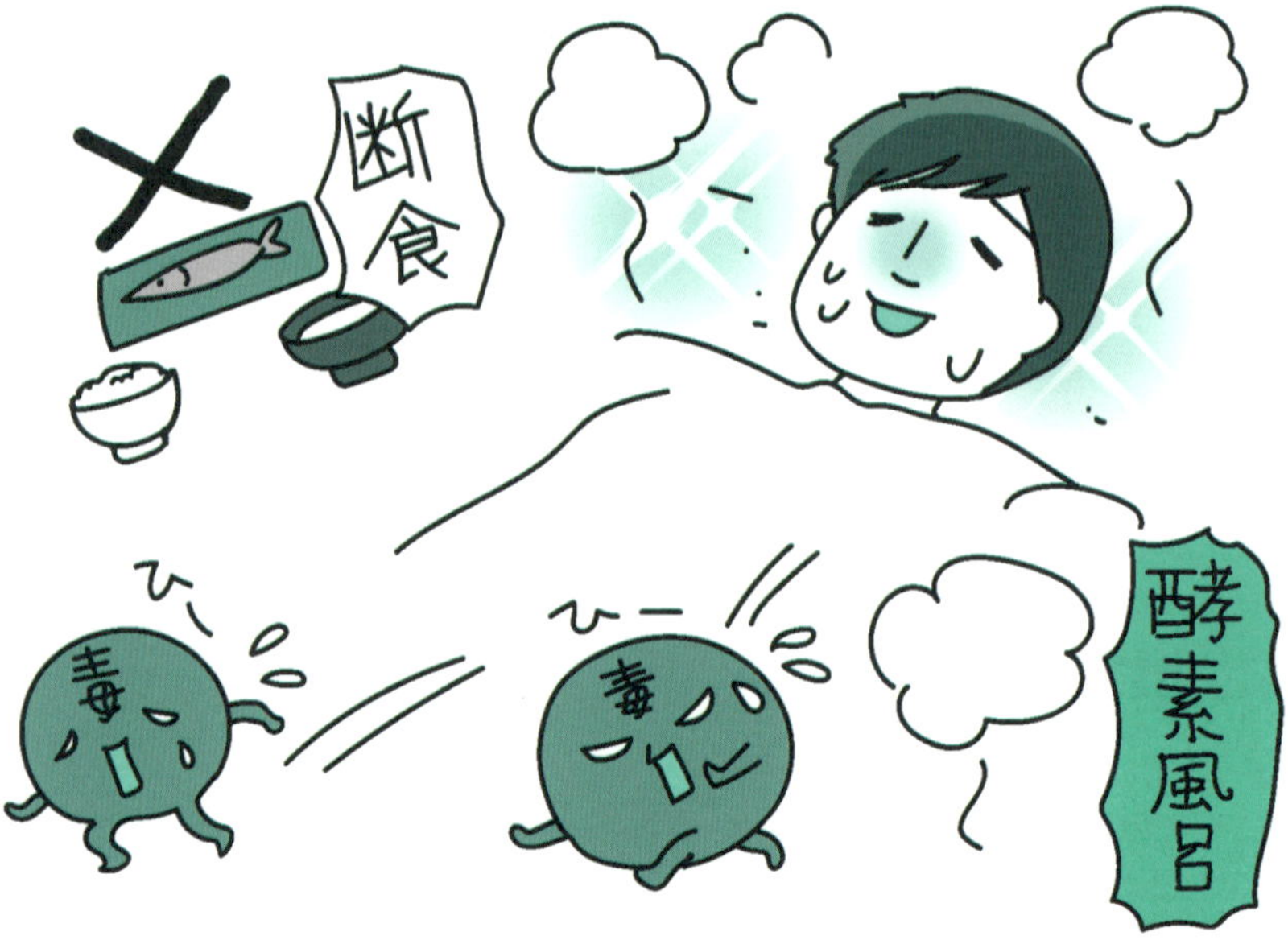

でしょう。
となれば、やるべきことは解毒です。
体内への毒の流入が止まり、かつ、蓄積した毒を排出することができれば、がんは自然と消えていきます。解毒の方法はいくつかあると思いますが、例えば、酵素風呂（※1）でしっかり汗をかく。あるいは断食。3日間の断食を断続的に繰り返すと、体内のマクロファージの貪食《どんしょく》能《のう》（※2）が高まって、解毒力が高まります。
あと、僕は栄養療法を実践している医師なので、サプリや健康食品は普段からかなりとっていますが、がんになったらそういったサプリや健康食品の摂取量も増やすと思います。

高齢者ががんになるのは自然なこと

がん以外の死因で死亡した高齢者を解剖したところ、ほとんどの人に小さながんが見つかったという研究があります。男性なら前立腺に、女性なら乳房にがんがあるものです。しかしそのがんは、何ら悪さをしません。ただ、そこにあるだけ。

でも、健康マニアの高齢者は「早期発見、早期治療」なんていうお題目にだまされて、定期的にがん検診に行ってしまう。それで、がんを見つけてしまい、治療レーンに乗ってしまう。**無症状のがんは、見つけてはいけません。寝た子を起こしちゃいけないんです。**

対して、若い人ががんになったとなれば、必ず原因があると考えます。今なら、コロナワクチンの接種歴の有無を、女性なら併せて子宮頸がんワクチンの接種歴を聞きます。**ワクチンには発がん性物質がたくさん入っていますから。**

それから、食生活も大事です。たとえば、砂糖菓子ばかり食べているとか、IHで加熱調理したものをいつも食べているとか、そういった何かしらの問題がないか、詳しく問診して治療法を考えます。


がんが手のつけようもなく進行した人というのは、なまじっか西洋医療に頼った人だと思います。先ほども言ったように、がんは体内のろ過装置ですから、本来ありがたいもののはずです。しかしそれを「悪の根源」などとみなして切除すれば、体は別の個所にろ過装置を作ります。僕らはそれを「再発」とか「転移」と呼びます。

毒物を一点に集約することで全体の恒常性を保とうとするありがたい生命力の現れを、あろうことか、憎むべき病的状態だととらえているわけです。こういった西洋医療の考え方は、野蛮だとすら僕は感じています。

あちこちに転移が広がって切除不能となれば、抗がん剤治療をします。これが決定打です。

治療と称して投与する抗がん剤こそが、患者にとっての致命傷となります。

がんという、免疫系が本来持っている生理的な解毒作用を「悪」とみなし、手術、抗がん剤、放射線などで、免疫系をズタボロにしてしまうのです。ここに至って、「もう打つ手なし」となるのが、多くのがん患者がたどる道だと考えています。

僕はこういう構造を知っているので、自分自身が「もう打つ手なし」と言われることを想像したこともないのですが、仮にそうなったら、どうするかといえば……。

まず、仕事をやめるでしょう。それで、自分のやりたいことだけをやる。日中は日光浴をして過ごして、息子や飼い犬と遊ぶ。それから、ネットで将棋の対局をするかな。とにかく、自分の楽しいことだけをやります。間違っても、病院の標準治療は受けません。

いいですか、皆さん。一番大事なことを言います。

検診を受けてはいけない。

もちろん、この主張には理由があります。

『乳がん発生および死亡率の25年フォロー～カナダ乳癌研究』という、40～59歳の女性8万9835人を25年間追跡した研究があります。

9万人近くを25年追跡したんです。すごく時間と労力をかけた研究なんだけど、カナダがなぜこんなにエネルギーを注いだか、わかりますか？　それは、「結論を出すため」です。

がん検診といえば、なんとなく「ありがたいもの」ということになっている。しかし、がんを早期発見し、抗がん剤なり手術なりで早期治療することが本当に役に立っているのか。

患者が知りたいのは当然だけど、治療にあたる当の医者さえ、実は知らなかった。少なくとも、それがよいことであるという科学的エビデンスは存在しなかった。「たぶん、いいことだろう」という、なんとなくの推測に基づいて、医療が行われていた。この「なんとなく」を排し、きっちり数字で有効性を評価したい。この思いでもって、25年のエネルギーを注いで研究を行ったわけです。

さて、その結論は、

「定期的にマンモグラフィー検診を受けている人は、そうでない人に比べて、乳がんの死亡率が減少していなかった」

要するに、意味ない、ってことです。

というか、被爆のリスクとか公費負担（税金）で行われていることとか考えれば、むしろマイナスでしょう。

※1　ヒノキや米ぬかなどの有機物を発酵させ、その発酵熱で体を温める乾式温浴のこと
※2　マクロファージは、体内に侵入した病原体などを呑み込み（＝貪食）、消化・殺菌をする免疫細胞

参考
『がん体質革命』小澤博樹
https://www.bmj.com/content/348/bmj.g366
https://note.com/nakamuraclinic/n/na9a88ddbf38

7 コロナワクチンのデトックス

日本人は世界一の接種率で、感染して、死んでいる

日本は世界でも突出してコロナワクチンを接種したのですが（人口の8割！）、同時に、世界で一番コロナに感染し、世界で一番コロナで死んでいます。

「新型コロナワクチンが原因で亡くなったことが否定できない」として厚生労働省から被害認定された人は６６８人います（２０２４年6月）。

3ケタに及ぶ人命を奪った医薬品は厚労省の歴史上初めてのことに違いなく、かつ、それが中止されることなく、いまだに推奨されていることも初めてのことでしょう。健康被害の数も、過去45年間に報告された全ワクチンの健康被害の合計をはるかに超えています。

人口も激減しています。日本人の人口は前年比83万７０００人減少（２０２３年10月）、超過死亡は約38万人と、世界でもっとも減っています。戦争中のウクライナよりもです。

コロナワクチンの接種数とコロナ罹患率《りかんりつ》はリンクしており、ワクチンを接種するほどコロナにかかりやすくなることは、アメリカのＣＤＣ（疫病対策予防センター）も明言しています。

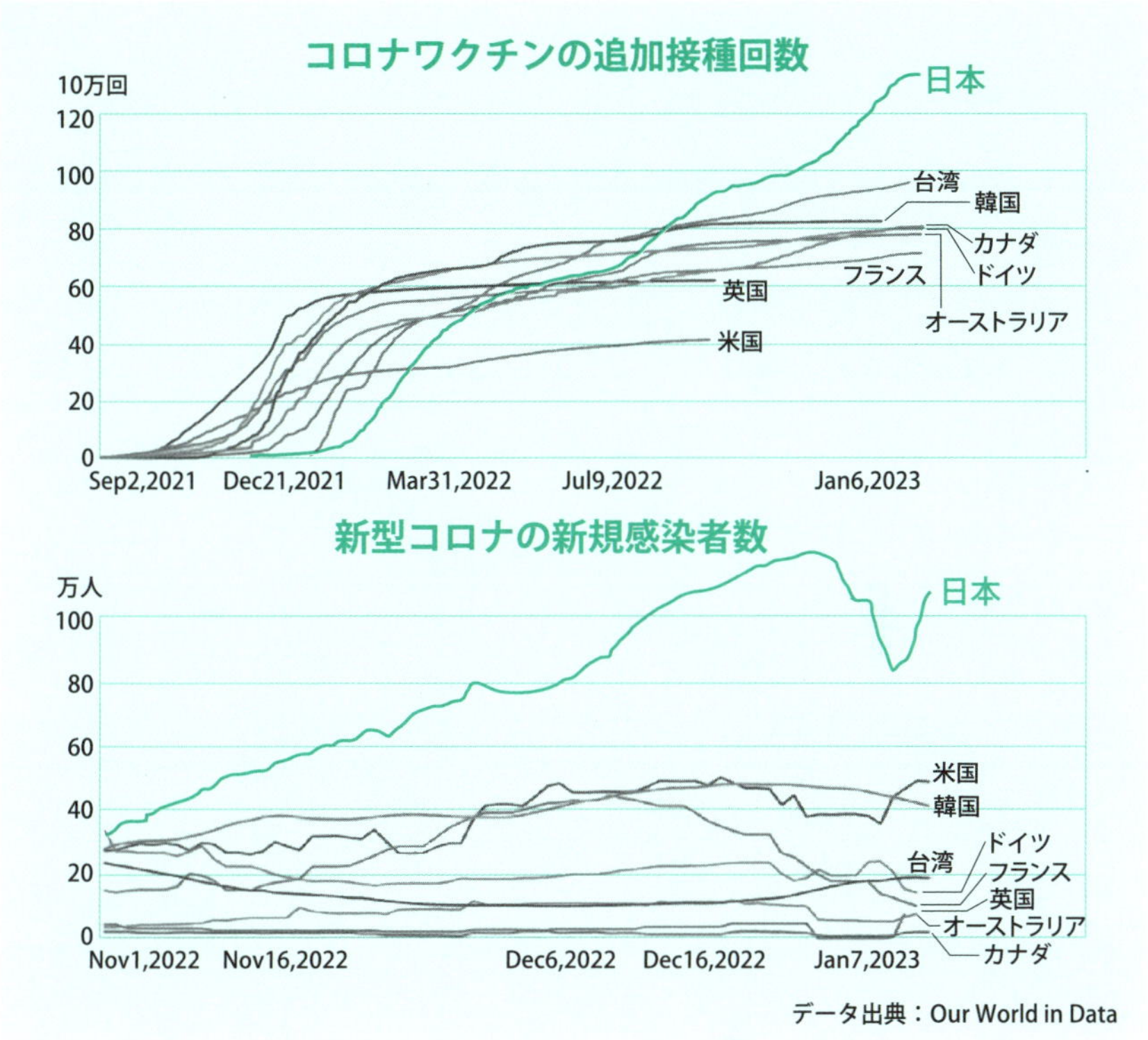

それなのに、日本では7回目の接種にも予約殺到というのですから、狂気の沙汰としかいいようがありません。

コロナワクチンの毒性には4つのパターンが見られます。

・接種後、間もなく死ぬというパターン
・スパイクタンパクの毒性がジワジワ出てくるパターン
・あるいは自己免疫疾患（リウマチなど）になって弱っていく
・がん

実際、子宮がん、卵巣がん、白血病、悪性リンパ腫《しゅ》、膵臓《すいぞう》がんは2021年以降、急増しています。

また、若い人たちに「ターボがん」といわれる、いきなり末期がんになるケースが急増しています。

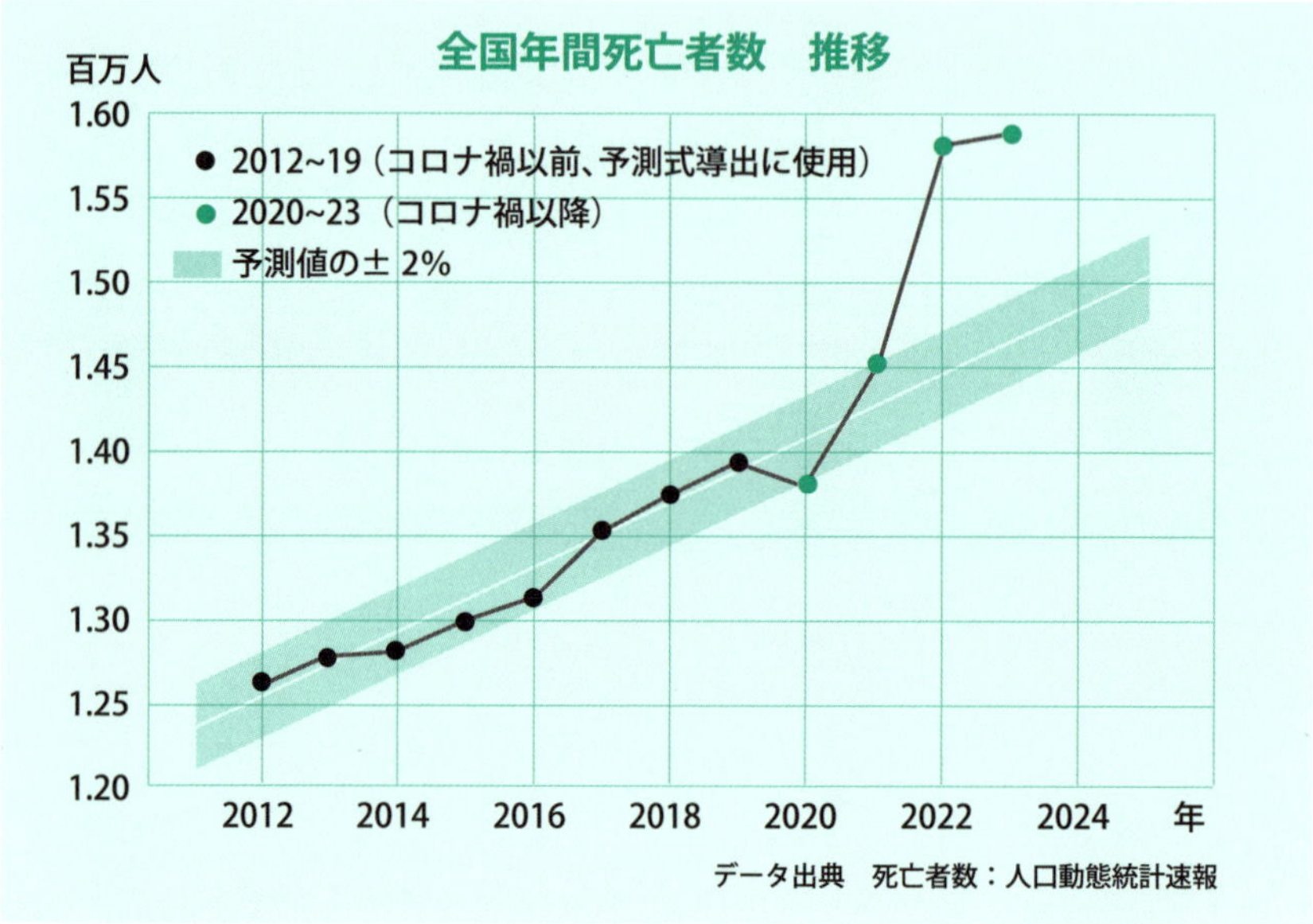

コロナワクチンでがんになる

ではなぜ、コロナワクチンでがんになるのでしょうか。

　コロナワクチンは、接種者の体内でスパイクタンパクを作らせて、スパイクタンパクに対する抗体産生を促進し、コロナに対する免疫を作るデザインになっています。だから、当然、接種者の体内ではスパイクタンパクが産生されるのですが、実は、**スパイクタンパク自体に発がん性があります**。

　mRNA（メッセンジャー・アールエヌエー）を封入する際に使う脂質ナノ粒子（LNP）にも発がん性があります。

　ファイザー社の機密文書があって、mRNAは肝臓、脾臓《ひぞう》、副腎《ふくじん》、卵巣、骨髄《こつずい》に多く蓄積することがわかっています。

　さらに、ワクチンを打てばリンパ球が

低下します。リンパ球の低下は、そのままイコール、がんリスクの上昇と考えても間違いありません。安保《あぼ》徹《とおる》先生（元新潟大学名誉教授。日本の免疫学の第一人者）が言うように、「リンパ球は生命力の現れ」だから、その低下は好ましくありません。

さらにもうひとつ。遺伝子が変化します。

コロナワクチンには大腸菌のプラスミドに組み込んだＤＮＡが混入していて、脂質ナノ粒子はｍＲＮＡのみならず、その混入ＤＮＡをも細胞内に運び入れます。それでゲノムが変化する。しかも恐ろしいことに、混入していたＤＮＡには、がんウイルスと言われるＳＶ40プロモーターが含まれているのです。

コロナワクチンのデトックス

では、すでにワクチンを打ってしまった人は、どうすればいいのでしょうか？

僕のクリニックには、ワクチン後遺症の患者さんがたくさん来院しています。後遺症から回復するのに、何が有効だったかについては、かなり個人差があります。決定打は見つかっていませんが、少なくとも効果のある方法をご紹介します。

コロナワクチンを打った人は、ぜひともデトックス（毒の排出）をしてください。体調不良があればもちろん、ない人も、食事に気をつけたり軽く運動したりして、健康の維持に努めましょう。

接種者の体内では、スパイクタンパクが作られています。このスパイクタンパクを分解するには、例えば、納豆を食べるといいです。

スパイクタンパクとナットウキナーゼを一緒に培養すると、スパイクタンパクが分解された、と報告している論文があります。しかも、食べれば食べるほど、継続して食べるほど、スパイクタンパクを分解できるとあります。だから、納豆を毎日の食習慣に取り入れましょう。

日本はワクチン接種が始まる前、世界的に見ても稀なほどコロナにかかる人が少なくて、その原因（ファクターX）が謎だったのですが、納豆という食文化がコロナ罹患率《りかんりつ》の低下に寄与していたことは間違いないと、個人的には思っています。

納豆が嫌いな人は、ナットウキナーゼと同様の働きが期待できる「ルンブロキナーゼ」というミミズの酵素や、「セラペプターゼ」というカイコの酵素なども、スパイクタンパクを分解するのでおすすめです。

次に、浅井ゲルマニウム。

ゲルマニウムは、浅井ゲルマニウム研究所が製造しているもの限定でおすすめします。高価ですが、安全性のテストもしっかり行い、信頼できる製品です。

コロナワクチンを打った患者さんに1日1000㎎を4週間飲んでもらい、ほかの医療機関にも協力してもらって、飲む前後でさまざまな検査をしました。

その結果、4週間後には自然免疫系が活性化したことがわかりました。具体的には、インタ

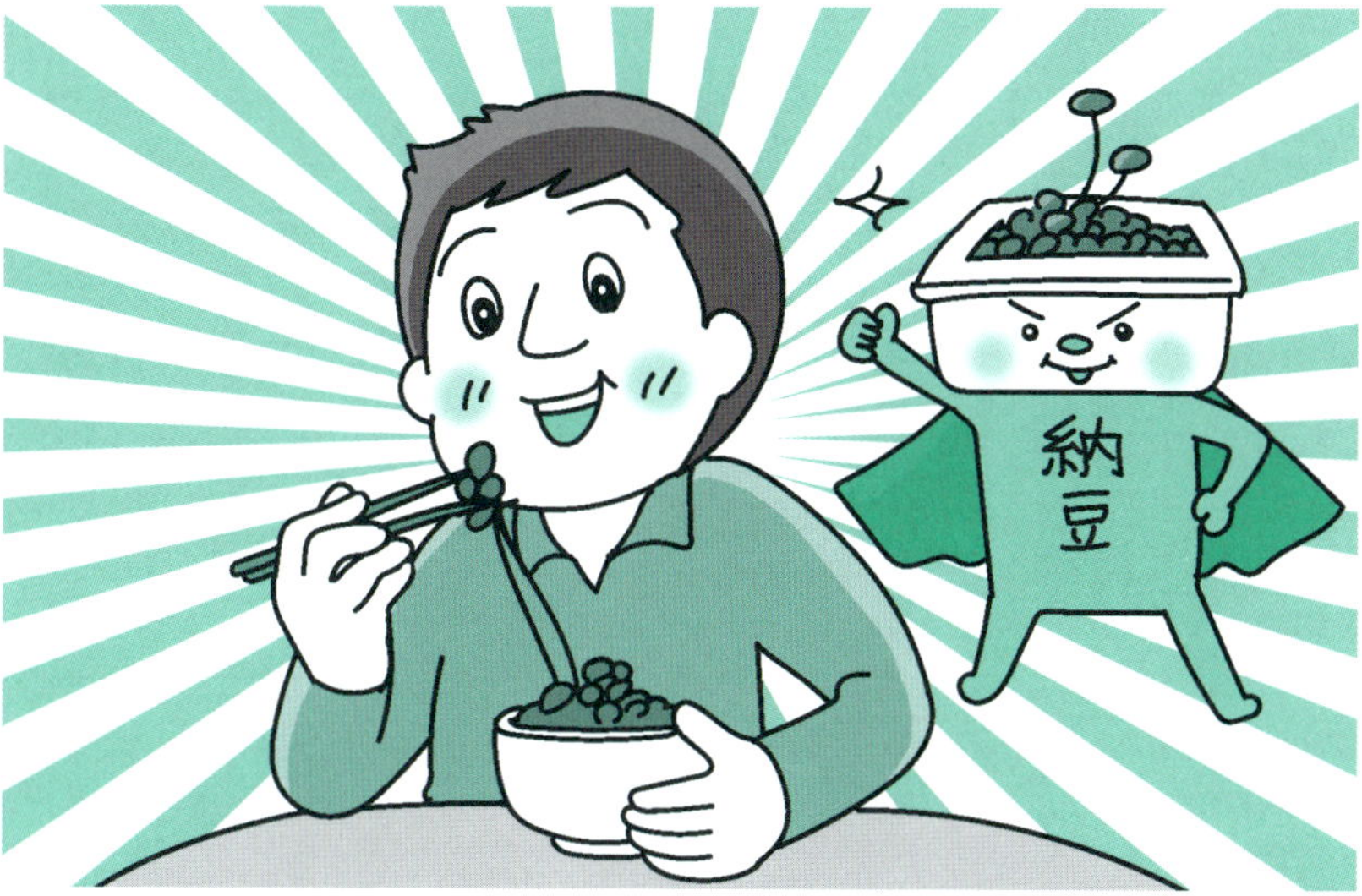

ーフェロン（ヘルパーT細胞）が上がって、NK（ナチュラルキラー）細胞が活性化しました。制御T細胞も上がりました。一方、キラーT細胞に変化はありませんでした（※1）。

IgEや免疫グロブリンなどの獲得免疫に対しては、ゲルマニウムは影響がないということもわかりました（※2）。

続いて、がんリスクも調べました。がん細胞は健康な人でも毎日つくられていると前述しましたが、がん細胞が免疫細胞に攻撃されると、血液中に「ヌクレオソーム」という物質が溶け出して増加します。ヌクレオソームが高い人は、がんリスクが高いと言えます。そして、ワクチンを打った人は皆、一様にこの数値が高いのです。

※1 ヘルパーT細胞は、他の免疫の働きを助け、ウイルス、原虫、結核菌を体内から除去するように仕向ける働きを行う。NK細胞は、全身をパトロールしながら、がん細胞やウイルス感染細胞などを見つけ次第、攻撃するリンパ球のこと。

※2 IgE、免疫グロブリンは、体内に侵入したアレルギー物質（アレルゲン）に対して働きかけ、体を守る機能を持つ抗体。

それが、浅井ゲルマニウムを飲んでもらったところ、この数値が下がったのです。

また、超早期のがんを発見するのに「テロメラーゼの活性」を調べる検査があります。テロメラーゼという酵素は、がんの90％以上が増殖のために利用している酵素です。

テロメラーゼを持っていると延々と細胞分裂ができます。血中のテロメラーゼを調べてこれが高いと、超早期のがんや、がん細胞の悪性度などがわかります。ゲルマニウムを飲むと、これも下がります。つまり、早期がんのリスクが下がったということです。


そのほか、欧米の研究者の解毒法もご紹介しましょう。

ピーター・マカロウ博士という、コロナワクチンの解毒法で初めてアメリカの学術誌に論文を掲載した人がいるのですが、この方はナットウキナーゼ（納豆）、ブロメライン（パイナップル）、クルクミン（うこん）を勧めています。

ブロメラインも、ナットウキナーゼと同じで、タンパクを分解する酵素です。クルクミンはスパイクタンパクをブロックする働きがあります。

ウィリアム・マキス博士は、若年者の突然死が年々増えていることをスパイクタンパクが体内で増殖していることを懸念して、ケルセチン（タマネギの皮）、タンポポの根、ブラックシードなどを勧めています。

ヘンリー・アリー博士は、72時間の断食を勧めています。空腹になれば、細胞のマクロファージが活性化して、不要なタンパクを除去してくれるとして、月1回、3日間の断食を4～5カ月続けることで、多くの患者が回復したと言っています。

とはいえ、小柄なやせた女性が断食をするのは、僕は個人的におすすめしません。体ががっしりして太っている人には、断食はすばらしいデトックスになると思います。

そのほか、イベルメクチンはワクチン後遺症にもいいと言われています。

軽く汗をかいてデトックスするのも大事です。酵素風呂などを探して通うのもいいでしょう。

ワクチンはすべて不要！

コロナワクチンのデタラメさは2024年に入って次々と明るみに出ている一方で、開発したドリュー・ワイスマン氏とカタリン・カリコ氏の2名は、2023年にノーベル生理学・医学賞を受賞しました。

ノーベル賞選考委員会の一人は、「コロナワクチンにノーベル賞を与えることで、ワクチンを嫌がる人にも〝ワクチンを打ちたい〟と思わせることができると思っています」と言っています。ノーベル賞の肩書でワクチンを打たせようとしているんですね。

日本小児科学会も「すべての小児に接種推奨」と言っています。

アメリカでは、12万人の子どもが突然死しています。「若者の突然死の原因はワクチン」と断定する意見もあるほどです。

また、コロナワクチンとの関連が明らかになっている若者の心筋炎は、接種後180日を経過しても、いまだに炎症を起こし続けていると報告されています。

WHOでは、IHR法（国際保健規則）の改正案が議論されています。今回のようなパンデミックが再び起こったとしたら、ワクチン接種が強制されかねません。

とはいえ、コロナワクチンのおかげで（?）、多くの人が「ほかのワクチンもやばいんじゃないか?」と気づき始めました。

まったくその通りで、「ワクチンは打てば打つほど病気になりやすくなる」ということが統計で出ています。

ポール・トーマス博士という医師は、「ワクチン接種児は、未接種児と比べて発熱9倍、ぜんそく3倍、アレルギー性鼻炎6倍と、すべての病気で発症率が高い。しかも、ADHDにいたっては、打ってない群ではゼロ」という論文を発表しました。ですがなんと、論文を発表したわずか3週間後に医師免許が停止されています。

現在、日本感染症学会は、インフルエンザワクチンを積極的に推奨しています。「ワクチンの一番の効果は肺炎や脳症などの発症を防ぐ」とありますが、これはまた事実と違います。

1979年、ワクチンを打った子どもに重篤な副反応が出ました。そこで、前橋市医師会がワクチンによってインフルエンザの発症が減少するかを調査しました。すると、学童の欠席率、地域での発生率は未接種者と接種者では変わらない、**つまりワクチンは無効と証明した**のです。当時、ワクチンは強制接種だったため、子どもに脳症やショック死などが増えていたのですが、前橋レポートにより、ワクチンの強制接種が廃止され、「任意」に格下げになったのでした。

インフルエンザ脳症の正体は「アスピリン脳症」

「だけど、インフルエンザ脳症が怖いから、やっぱりワクチンは必要では？」という人もいるかもしれません。でもこれもひどい嘘です。

ワクチンを接種すると、発熱することがあります。このときに解熱剤を使うと脳症になるのです。本来なら「アスピリン脳症」と名称を変更すべきところを「インフルエンザ脳症」という名前にしているため、誤解を生じさせているのです。

インフルエンザワクチンだって、打てば打つほど死んでいくことがわかっています。

ワクチンの添付文書には、ワクチンに何が入っているかが書いてあります。見ると、「ホルムアルデヒド、ポリソルベート80、チメロサール」などとあります。

これらがどういうものか、ご存じでしょうか？

ホルムアルデヒドはシックハウス症候群の原因として有名ですが、白血病や鼻咽頭《いんとう》がんの原因でもあります。白血病は小児にもっとも多いがんとして有名ですが、個人的にはワクチンが原因ではないかと疑っています。

ポリソルベート80はどんな物質でしょうか。インフルエンザワクチン、HPVワクチン（子宮頸がんワクチン）やコロナワクチンに入っている物質です。アレルギーやアナフェラキシーの心配があるだけでなく、不妊の懸念もあります。子宮や卵巣の重量が減少したり、卵胞が変性したりする可能性があります。

チメロサール＝水銀です。ものすごく毒性の高い物質です。

一度獲得した免疫はなくならない。「二度打て」はそもそもおかしい

免疫の話をしますと、免疫の基本は、「二度なし現象」です。1回かかったら、もう二度とかかりません。はしかとか風疹は、一度かかると二度とかかりませんよね。

ワクチンは、弱毒化したウイルスを体内に入れて、軽く感染することで、抗体を作らせるのが目的です。

しかし、コロナワクチンは、「コロナにかかった人もワクチンを打て」と言っています。もうこれは、学問でも科学でもなんでもなければ、ましてや感染症対策ではありません。普通、感染した人はかかりません。それが免疫です。

コロナ騒動のデタラメさについて言及しようとすればきりがないのでこのあたりでやめておきます。テレビや新聞の言うことにはバイアスがかかっています(スポンサーや株主の)。

現存するワクチンで、安全なもの、効果のあるものはひとつもありません。コロナワクチンはもちろん、乳児へのワクチン、インフルエンザ、子宮頸がんワクチン、どれも前述のような強い毒性のあるものが含まれていることを忘れないでください。

危険すぎるレプリコンワクチン

コロナワクチンに続いて、「レプリコンワクチン」という次世代型ｍＲＮＡワクチンが日本で

開発され、ほどなく接種が開始されるといわれています。

いったいどういうワクチンなのか、説明しましょう。

これまで7回にわたって行われてきた、いわば従来型のコロナワクチンは、一定量のｍＲＮＡを注入して、それが細胞内に侵入し、細胞のタンパク産生機構を利用してスパイクタンパクを作る。そのスパイクタンパクに毒性があって、いろんな体調不良が起こったり、あるいはシェディング（後述）の原因になったりして、それはそれでもちろん危険なんだけど、レプリコンワクチンはもっと危険です。

レプリコンワクチンは、ｍＲＮＡが増えます。レプリカーゼという酵素が含まれていて、これがｍＲＮＡをどんどん増殖させます。英語では「self-amplifying mRNA vaccine（自己増殖型ｍＲＮＡワクチン）」といいます。

メーカー側は「注入するｍＲＮＡ量を節約でき、ワクチンを安価に製造できる」などと〝メリット〟として説明しているけど、あまりにも能天気すぎます。「従来の10分の1～１００分の1の量のｍＲＮＡで、従来のワクチンと同程度の抗体をつくることができるようになる」とのことだけど、健康リスクは大丈夫なのか？

これね、世界でどこも治験すらしていないんです。なのに日本では、人間による治験が始まっているんです。

普通、こういう新しいタイプの薬やワクチンは、まず、マウスで実験して、次にサル、その次にヒトで治験をするという手順を踏みます。しかし最近は、サルの値段が1匹８００万円と、べらぼうに値上がりしているので、政府は日本人を使って治験することにしました。

ひどい話だと思いませんか？

現在治験中だけれども、**実際の結果がどうであれ、この新型ワクチンが認可されることは確定しています**。ワクチン推進はわが国の国策なので、安全性の懸念うんぬんは二の次三の次で、とにかくモルモット（＝日本人）の体にワクチンを注入すること、これが政府にとって最重要課題のようです。

接種者もリスクが高いワクチンですが、そうでない人も「シェディング」がやばいことになります。

シェディングとは、コロナワクチンの接種者が発散する呼気や汗から出るエクソソーム（細胞から分泌される脂質、タンパク質を含む物質）が周囲にいる人に伝播《でんぱ》し、さまざまな悪影響を与えることです。悪影響による症状は多岐にわたり、例を挙げると、頭痛、吐き気、息苦しさ、めまい、倦怠感《けんたいかん》、口内炎、湿疹、じんましん、筋肉痛、不正出血などです。

レプリコンワクチンによるエクソソームの量は、従来のコロナワクチンの20倍になるともいわれています。しかも、**エクソソームによって伝播した細胞が自己増殖をするため、未接種者でも、シェディングを受けると事実上の接種者となってしまうのです**。

村上康文《むらかみやすふみ》先生（東京理科大名誉教授）は「日本人の存亡の危機」と言っているけど、大げさではなく、本当にそうだと思います。

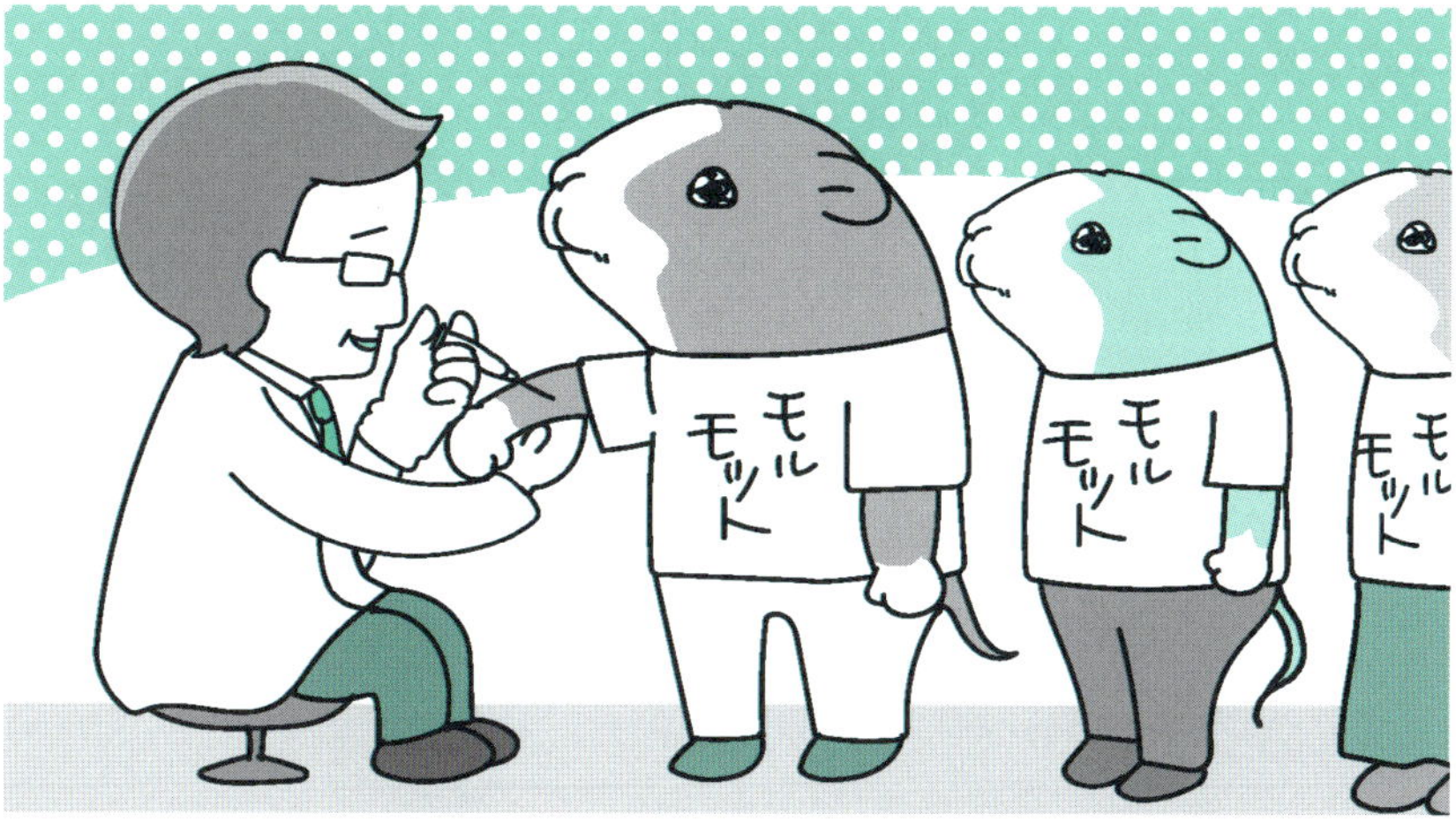

誰に投票するべきか

「政治なんてめんどくさい」「自分と関係ない」と、多くの人は思っているでしょう。

一方、SNSで情報を仕入れている人は、政治に失望している。「誰がやっても同じ。どう頑張っても日本は終わる」、と。結局のところ、両者とも投票に行かない。政治への無気力、無関心が蔓延しているようだ。

気持ちはわかる。僕も「政治なんてめんどくさい」と思っているし、「誰がやったところで変わらない」と思っている。

しかしそういう姿勢では、本当の本当に、日本が滅びてしまう。

改正地方自治法が可決し、成立したことを知っていますか？　ろくに議論も行われないまま、法案が通ってしまった。

非常時に、国が地方自治体に指示を出したとき、自治体はその指示に従って法的義務を持って対処

しないといけない。違反すれば拘束される。

たとえば、またコロナと同じようなパンデミックが起こったとして、『自治体の住民にワクチンを接種しろ』という指示が出たら、自治体は接種の義務を負う。

何のための法律か？

政府としては緊急事態条項を盛り込んだ憲法改正をすることが理想だが、もしそれができなかった場合、この法律がバックアップになる。つまり、この法律をもって強制的にものごとを進めることが可能になる。

食糧自給率。これも問題です。

日本政府は今、何をしているのか。減反政策で米を作らせないようにしたり乳牛を殺して牛乳の国内生産を減らしたりして、代わりに海外から米や牛乳を仕入れようとしている。食糧自給率をどんどん下げさせているわけです。そのかたわらでコオロギを食わせたりも。

現状、自給率はカロリーベースで3割ほど。しかし種や肥料が海外からの輸入に頼っていることを考えると、実際的には1割程度です。

食糧の9割を海外に依存している。この状態で何らかの有事が起こって海外からの輸入が途絶えたらどうなりますか？　大混乱ですよ。食糧危機が起こります。

ワクチン、地方自治法改正、食糧自給率、マイナンバー……。別物じゃありません。全部つながっているんです。

わかっていない人を政治家にしちゃダメなんです。みなさんを守るために動いてくれる人を、ワクチンに「NO」と言える人を選びましょうよ。

8 ビタミンCの知られざる力

みかんってすごいんだよ

変な話ですが、僕は最近、サプリから離れつつあります。離れてどこに向かっているかというと、結局、食事です。

もちろん、サプリを勧めることをやめたわけではありません。各種ビタミンやミネラルのサプリは、僕の臨床の強力な武器であり続けています。しかし、「同じ栄養がとれるなら、サプリよりも食事でとったら？」という、ごく当たり前の認識にいたったわけです。いろいろな回り道や寄り道をして、一周まわって食べ物に戻ってきたのよ。

たとえば、みかん。

みかん1個に含まれるビタミンCは約20㎎。一方、多くのメーカーのビタミンCサプリ1錠には、1000㎎含まれている。つまりサプリ1錠を口に放り込んでおけば、みかん50個分のビタミンCが摂取できる。

「なんて能率がいいんだ」「すばらしい」そう思うでしょう。

僕もそう思います。だからこそ、今でも僕はサプリを臨床で使っている。

ただ、同時に、僕はこの比例計算（サプリ1錠はみかん50個分のビタミンC）が、何だか腑《ふ》に落ちなくなってきたんです。

確かに、ビタミンCという一つの切り口だけで見てみれば、その通りかもしれない。

しかしみかん1個には、食物繊維があり、さまざまなバイオフラボノイドがあり、現在でも科学的に同定されていない未知の栄養素があるに決まっている。

さらに、利用効率の問題。なるほど、ビタミンCの含有量においては、サプリ1錠のほうがみかん1個よりはるかに多い。

しかし、栄養素というのは「調和」で働くものです。みかんに含まれるビタミンC以外のさまざまな栄養素が、ビタミンCの吸収や利用経路に関与しているのは間違いありません。

オレンジがアンチエイジング効果やストレス耐性を強くしたり、寿命を延ばしたりすることについて書いた論文があります。

簡潔にいうと、オレンジには、抗がん作用、抗酸化作用、抗炎症作用などがあるのはすでに認められていたが、アンチエイジング効果はどうかという研究で、線虫（カエノラブディティス・エレガンス）を用いて実験をした。

その結果、オレンジ抽出物は投与濃度が濃くなるにつれ、線虫の寿命も濃度に応じて長くなった。**単に寿命が長くなっただけではありません。「健康寿命」も長くなった。**加齢による色素沈着（シミ）および細胞内活性酸素種が減少し、生殖能力も保たれ、遺伝子も活性化したとありました。こういう論文を読んで思うのは、「ああ、みかんってすごいんだな」ということ。そ

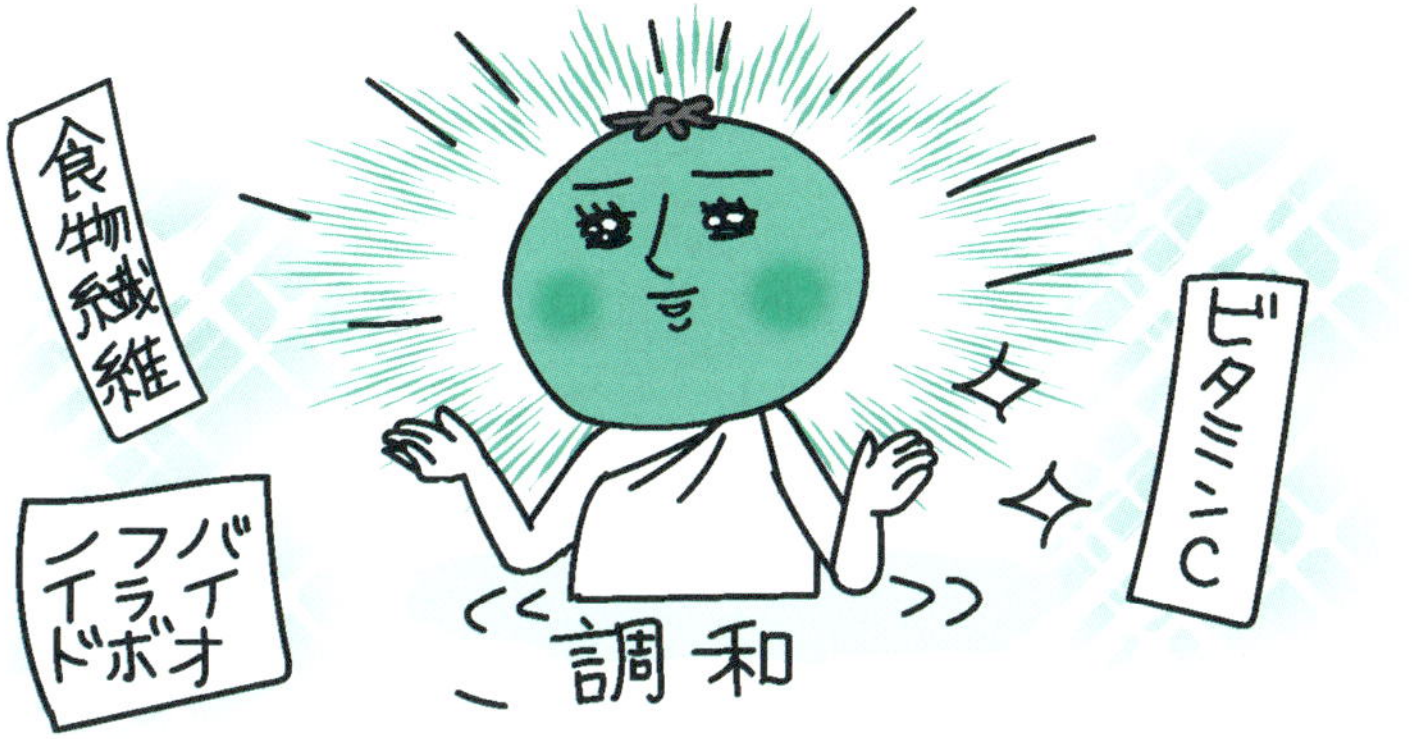

して逆に、サプリの限定性を思うのよ。人為の卑小さ、っていうのかな。

総合力で優れている自然の産物と、ただ一つの栄養素の含有量しか含まないサプリを比較することはずいぶんナンセンスだし、それどころかひどく野蛮にさえ思ってしまいます。

「こういう比較はフェアじゃないよなぁ。みかんに失礼だよなぁ」と。

血液の異常に対してもビタミンC

とはいえです。迅速な対応が必要なケースもあります。そういうときは、ドカンと高用量の栄養素を入れてバッチリ効かすのも大事です。

コロナワクチンの接種が世界中で始まった頃、僕は海外のニュースにも目を通すようになっていました。２０２１年のニュースに、「北欧にて、アストラゼネカ製コロナワクチン中止。致死的血栓症《けつせん》の報告が相次いだため」という記事がありました。その後、ファイザーでもモデルナでも、血液凝固系の異常（出血傾向、血栓症、血小板減少）が見られるという報告は数多くありました。

こういった血液凝固異常に対して、ビタミンCはよく効きます。

栄養療法（オーソモレキュラー）の父、アンドリュー・W・ソウル博士は、血小板がどんどん破壊されてしまう病気になった10歳の女の子が、医師から死の宣告をされたにもかかわらず、ビタミンCで快癒した症例を報告しています。ソウル博士は女の子の母親に、ビタミンCを毎日1万㎎とること、ビタミンKも同時にとることを指導したとあります。そしてわずか2週間で、女の子の血小板は通常の85％まで回復し、健康をすっかり取り戻したのです。

がんにも有効

ビタミンCは、がんの進行するスピードを遅らせるし、また、がんにも効きます。
BBC（英国放送協会）では、『高用量のビタミンC注射によってがんの進行を抑制できる可能性がある。このビタミンは、がん細胞の破壊を起こす連鎖反応を引き起こすのかもしれない』と報道しました。ビタミン注射によって「腫瘍《しゅよう》のサイズが半減した」と米国科学アカデミーの報告にもあります。そこでは、高用量ビタミンC療法によってマウスの卵巣がん、膵臓《すいぞう》がん、悪性脳腫瘍の「成長速度が有意に減少」したとあり、「がんの成長を止めるほどのビタミンC高濃度は、アスコルビン酸の静脈注射によって簡単に到達できる」とあります。
これまで報告されているものを列挙すると、
1976年　スコットランドの医師が末期がん患者の生活の質と余命が経静脈ビタミンCによって改善されたことを示した。

１９８２年　日本の医師が、ビタミンＣによって末期がん患者の余命を大幅に延長できることを示した。
１９９０年　アメリカの医師が、ビタミンＣを使って腎臓がんの治療に成功したと報告。その後、原発性腎臓がん患者の肺および肝臓への転移巣が数週間で消滅した症例、また、原発性乳がん患者の骨転移に対しても、１００ｇのビタミンＣ注射を週に１〜２回行うことによって治癒した症例を報告した。
２００６年　カナダの医師ががん治療における経静脈ビタミンＣの有効性を報告。

これらの報告は、学者の査読を受けて認められた医学雑誌に掲載されたものばかりです。
ところが、現在の治療法といえば、「切る、焼く、薬」。つまり、手術、放射線、化学療法の三つだけ。高用量ビタミンＣの使用は、徹底的に除外されているといっていいでしょう。
多くの臨床研究によって、高用量のビタミンＣおよびその他の栄養素を適切に投与することによってがん患者の生活の質と寿命が改善することは自明の理です。がんが治るとまではいかなくても、こういう知識を知っておくだけでも、いざというときに選択肢が広がり、役に立つと思います。

参考
https://www.ncbi.nlm.nih.gov/pmc/articles/PMC7024185/#:~:text=These%20findings%20revealed%20that%20orange,resistance%2C%20and%20promoting%20the%20healthspan.
http://www.doctoryourself.com/platelets.html?
https://orthomolecular.org/resources/omns/v04n19.shtml

COLUMN

オレンジジュースで頭がよくなる

親の収入が高い家の子どもは学歴が高いとか、頭のよさは遺伝かもしくは環境かなど、いつの時代も「頭のよさ」についての議論は絶えません。

では、栄養と頭のよさはどうか？　ビタミンCの血中濃度と知能指数（IQ）に相関があるかを調べた実験があります。結論だけ言っちゃうと、「血中ビタミンC濃度が高い人は、親の年収や学歴と関係なくIQが高い」という結果が出たのです。

この研究がおもしろいのは、さらに突き詰めているところです。「血中ビタミンC濃度が高いと頭がいいのなら、逆に、血中ビタミンC濃度を高めることで頭がよくなるのではないか」という仮説を立てて、その仮説を検証したのです。

先の実験の被験者に6カ月間オレンジジュースを飲ませた。するとどうなったか。

半年飲み続けた結果、低ビタミンC群ではIQが、なんと、+3.54増加した。これは統計的に有意な数字です。これ、すごいことです。単にオレンジジュースを飲み続けるという、ただそれだけのことを半年続けただけで、IQが上がってしまった。要するに、「頭の良さは作れる」ということが実証されたわけです。ただし、IQが増加したのは血中ビタミンC濃度が低かった人だけ。いわば、ビタミンCが足りなくてIQが低かった人には効果があったということで、すでに血中ビタミンC濃度が高い人では効果はありません。

この研究は1960年に行われたものだから、研究で使用されたオレンジジュースは、ちゃんとしたオレンジジュースだったと思われる。「ちゃんとした」という意味は、現代のスーパーで売っているような濃縮還元のバッタもんジュースとは違う、ということだよ。

だから、オレンジジュースで頭がよくなりたかったら、品質にはこだわったほうがいい。

それにしても、IQというのは、単に、栄養状態の反映に過ぎないんですね。だって、オレンジジュースで変わっちゃう程度のものなんだから。

参考：How to Live Longer and Feel Better（Linus Pauling 著）

第３章

自力で健康になるには

ＡＩに「健康になるには？」と尋ねたら、「病院を減らせ」という回答が出たという。これには驚いた。「ＡＩって、案外ちゃんとしているじゃない」って（笑）。

北海道夕張市は２００７年、財政破綻で公立の病院がなくなった。当時は「大変なことになる」といわれていたけど、数年後、夕張市民の健康寿命は大幅に向上。「自分でちゃんと健康管理しないと」という意識が芽生えたおかげで、本当に医者いらずになったというわけ。すばらしい話だと思いませんか？

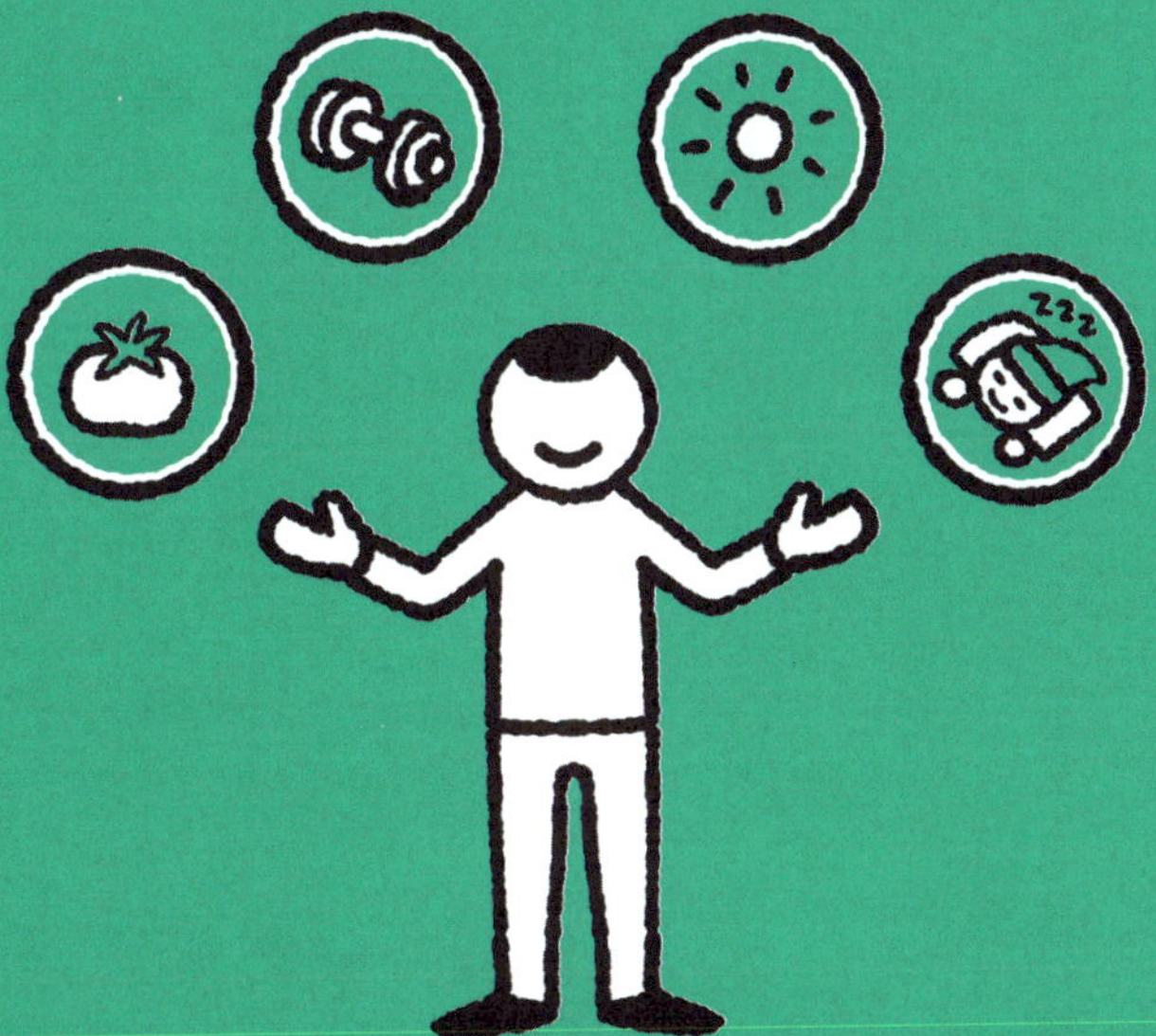

9 タダなのに万病に効くすごい健康法

日光ホルモンとも呼べる太陽の光

顔中にシミはあるけど骨がタフで足腰・頭もしっかりしているおばあちゃんと、美肌だけど骨折して寝たきりで認知症のおばあちゃん、どっちになりたいですか？

実はこれ、日光というか、日焼けの話なんです。

日光に当たると、皮膚でビタミンD_3が生合成されます。

ビタミンD_3は別名「日光ビタミン」とも言われるように、日の光に当たった皮膚で（動物では体毛でも）生成されます。もう少し詳しくいうと、日光にさらされることによりコレステロールが「7・デヒドロコレステロール」に転換され、これが肝臓と腎臓で代謝を受けて、活性型のビタミンD_3になります。

だから肝臓や腎臓の調子が悪いと活性型ビタミンD_3の産生が障害される可能性があるんだけど、そういう難しいことは置いといて。とりあえず、「お日さまを浴びた肌でビタミンD_3が作られる」と理解してください。

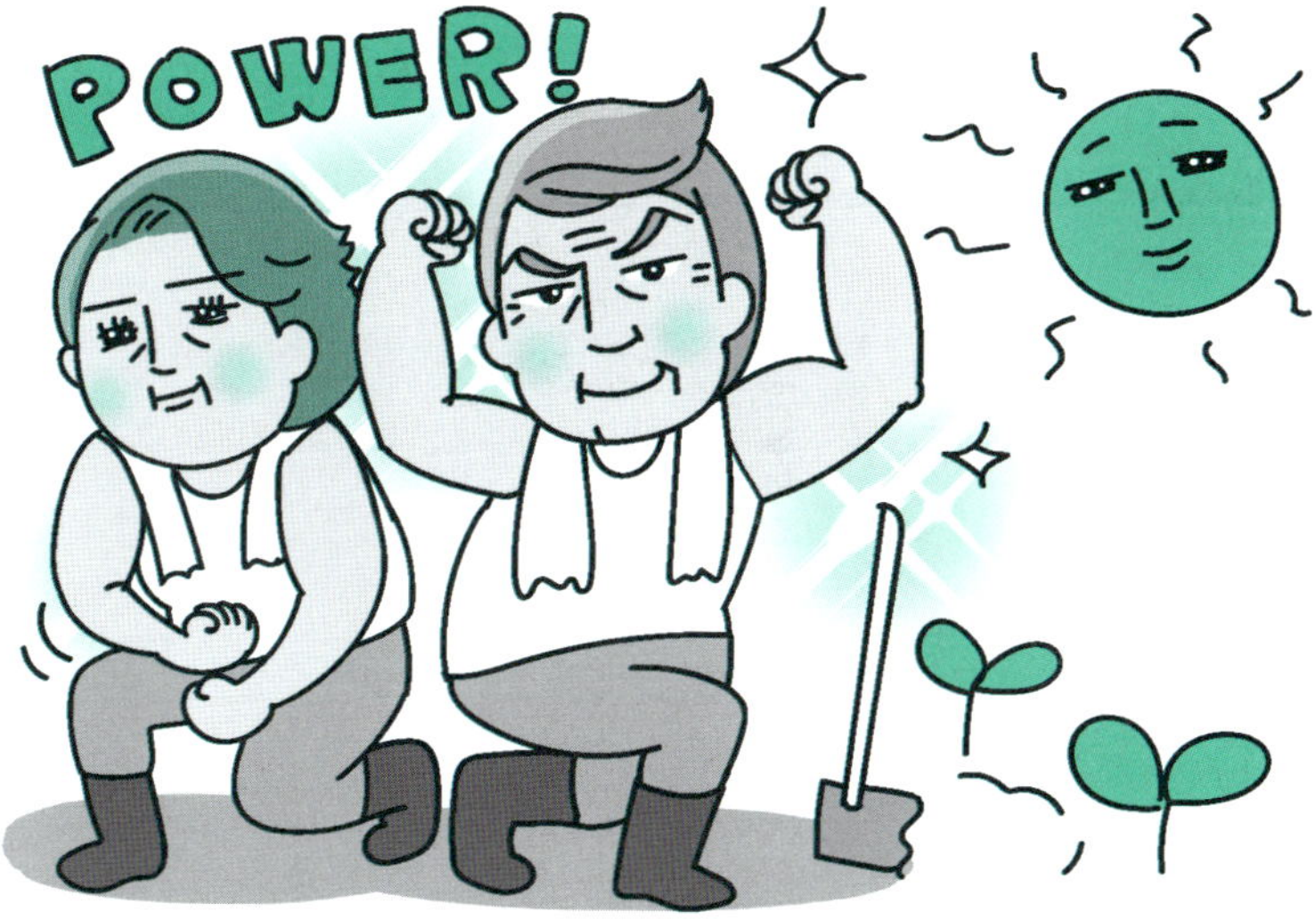

生化学的には、D3は、ビタミンというよりは、むしろホルモンといえます。

コレステロールを材料にして生成されるプロセスが他のホルモン（エストロゲン、プロゲステロン、テストステロン、コルチゾールなど）と共通しているし、分子式もよく似ています。細胞の核にある核内受容体に作用して遺伝子発現に影響するところも、ホルモンと同じです。

そのあたりを踏まえると、D3は「日光ホルモン」と呼んだほうが適切かもしれません。

ビタミンD3は万病に効く

ビタミンD3はほとんど「万病に効く薬」と言ってしまいたいほど、心身にプラスの効果があります。

あえて列挙すると、

代謝疾患（高血圧、肥満、糖尿病、高脂血症、痛風、メタボリック症候群、頭痛、めまい、低血糖症、性腺機能低下症）

精神疾患（うつ病、統合失調症、双極性障害、強

迫性障害、自閉症、学習障害、過食症、アルコール依存症）

消化器疾患（胃炎、胃潰瘍、過敏性腸症候群、クローン病、潰瘍性大腸炎《かいようせいだいちょうえん》）

呼吸器疾患（カゼ、ぜんそく、結核、ＣＯＰＤ）

筋骨格疾患（関節炎、ガングリオン、子どもの成長痛、骨痛、足底筋膜炎、くる病、骨軟化症、骨棘《こつきょく》、骨粗鬆症《こつそしょうしょう》）

循環器疾患（心不全、心肥大、脳卒中、静脈瘤《じょうみゃくりゅう》）

腎・泌尿器疾患（腎臓病、尿失禁）

皮膚疾患（水虫、爪水虫、ニキビ、フケ、乾癬《かんせん》、アトピー性皮膚炎、光線性角化症、日焼け、皮下嚢胞《のうほう》、古傷）

眼疾患（黄斑変性《おうはんへんせい》、近視・遠視、緑内障）

免疫系疾患（アレルギー、リウマチ、全身性エリテマトーデス、強皮症、１型糖尿病）

神経疾患（パーキンソン病、ＡＬＳ、多発性硬化症、認知症）

産婦人科系疾患（月経前症候群、早産・死産、子癇《しかん》、妊娠糖尿病）

その他、虫歯、各種のがん（特に前立腺がん、乳がん、直腸がん、白血病、膵臓《すいぞう》がんなど）、

各種の感染症

……すごいと思いませんか？

冒頭の話でいうと、骨の病気にも効くから、女性は紫外線によるシミの発生を恐れるあまり、日光を過剰に避けるのはよくないってことがわかるでしょう。ビタミンD_3が不足すると、副甲状腺機能が活性化し、骨の脱灰《だっかい》（※１）が促進され、骨粗鬆症が進展する、という仕組みになっ

ています。

ちなみに、若いときに運動部で頑張っていた人は、高齢になっても骨粗鬆症になりにくいことがわかっています。運動による機械的刺激で骨がタフになったということもあるし、成長期の大事な時期にしっかり日光を受けることで、ビタミンD_3の生合成が促進され、骨が強くなっているんですね。その貯金（貯骨）のおかげで、高齢になっても骨粗鬆症になりにくい。

日照量と自己免疫疾患（1型糖尿病、多発性硬化症、関節リウマチなど）の関係性についてのエビデンスは膨大で、ここにも当然ビタミンD_3が関与しています。

でも膠原病内科の医者で、患者にビタミンD_3を投与している人を僕は見たことがありません。これも悲しい現実ですね。

1型糖尿病は免疫疾患だけど、2型糖尿病はどちらかというと生活習慣病です。それでも、2型糖尿病にもビタミンD_3が効く可能性が示唆されています。つまり、疫学では、血中ビタミンD_3濃度が高いほど、2型糖尿病の発症率が少ないことがわかっています。

日光に当たらない人は大腸がん・乳がんのリスクが上がる

ビタミンD_3には、抗がん作用もあります。

日光に当たる量が少ないこと、血中ビタミンD_3濃度が低いことは、大腸がんと乳がんのリスク因子です。逆に、ビタミンD_3のサプリを予防的に服用することでがんの発症率が低下する可能性があるとされています。

腸内細菌の研究から、「腸脳相関《ちょうのうそうかん》」ということがいわれ始めて、最近ではさらに、「腸脳皮膚相関」を唱える人もいます。

腸と脳と皮膚は密接に影響を及ぼし合っているということですが、確かに、発生的には脳と皮膚はいずれも外胚葉《がいはいよう》由来。いわば共通のご先祖を持つ器官です。

腸内に無数の細菌がいるように、皮膚にも無数の常在菌がいます。腸が荒れると皮膚が荒れるように、腸と皮膚の相関は確かにあるでしょう。皮膚の免疫異常のアトピー性皮膚炎にビタミンD_3が有効だということは、腸の免疫異常（クローン病など）にビタミンD_3が有効だということも、やはり筋が通っているといえます。

日光は地球上の生物に必要不可欠

それにしても、ビタミンD_3が足りないだけでこんなに病気になるなんて、驚きではありませんか？　なぜそのようになったのか？　これを説明する仮説があるのでご紹介します。

生命が発生してウン十億年。生物は太陽の恩恵を巧みに利用する形で進化してきた。だから、日光が生存に悪影響を及ぼすことはほとんどなく、むしろ生物にとっての課題は、日光の乏しさに対していかに対処していくか、ということだった。

夏はいい。あふれる太陽と萌える緑。豊富な木の実や果実。生い茂る植物を草食動物が食べ、その草食動物を肉食動物が食べる。長時間にわたり惜しみなく注ぐ日光と豊富な食材が、生存を保証してくれている。

しかし冬になると、どうなるか。

短い日照時間と厳しい寒さで、植物は育たない。捕食行動をしようにも、そもそも食糧が存在しない。

困った。食べられないと、死んでしまう。どうすればいいだろうか。

そこで彼らは、冬眠という方法を編み出した。厳しい冬の間は、下手に動くのは得策ではない。また温かい春が来るまで、いっそ眠り通してやろう。

クマ、リス、ハリネズミ、ハムスター、コウモリ、蛇、とかげ、亀、カエル、ワニ、フナ、メダカ、かぶとむし、てんとう虫など、多くの生物がこの戦略を採用した。

そして見事、厳しい冬を乗り切ることに成功した。

ところで、人間はどうだろうか。

温暖な赤道近辺に安住することをよしとせず、高緯度地域へ北上あるいは南下していった人間は、冬の寒さをどのように乗り切ったのだろうか。

ホモ・サピエンス（頭のいい人）を自称する人間である。動物の毛皮を着て、家を作り、火を使うなど、万物の霊長として、知恵を使って冬をしのいできた。しかし人間も動物である。冬眠という越冬手段は、人間もその気になれば、できなくもなかった。

たとえば、山の中で遭難した人が23日間飲まず食わずのまま低体温（約22度）状態で過ごしたという事例もある。人間も他の動物と違わず、ある種の条件下では冬眠状態になることで急場をしのぐ。そういう本能がいまだに残っているようだ。活動状態と冬眠状態、その切り替えを促すものは何だろう。

そのスイッチの一つこそ、日光ホルモン、ビタミンD_3ではないか、という説がある。

夏、豊富な日光のもとでは、血中のD_3濃度は高い。D_3は体にメッセージを送っている。

「食べ物はそこらへんにいくらでもあるよ」「夜は短く、昼は長い。日中は活動的に行きましょう」

だから、代謝が活発になる。エネルギーの消費モードだ。飢えを恐れる必要がないから、食欲はそんなにない。

一方、冬になるにつれて、日照時間が減少する。同時に、皮膚で合成されるビタミンD_3が減少する。これが、冬の到来を知らせるある種のシグナルになる。

「もうすぐ飢えと寒さの季節が来るよ」「エネルギーの無駄使いは厳禁だ」「しっかり食べて、脂肪を蓄えておけ」

代謝を極力落とし、体を休眠へ誘う。エネルギーの節約モードだ。

食欲が過剰に増して、同時に活動量も低下することで、能率よく脂肪がたまる。


この「冬眠仮説」によって、先に挙げたD_3低下との関連が指摘されている疾患のほとんどがクリアに説明できます。

たとえば、うつ病というのは冬眠そのものなんですね。

ビタミンD_3の低下は「活動量を下げろ。ムダにエネルギーを使うな」という警告なんだから、無気力で何をする気も起きず、ずっとウトウト布団で過ごしているというのは、実に合目的的な行動だといえるでしょう。

高脂血症は皮下脂肪のみならず、血中の脂質をも高めておこうとする反応だし、糖尿病も血中にグルコースとしてエネルギーを蓄えておこうとする反応です。また、血中のグルコースが高いこと、および血圧が高いことは、寒さから身を守るための適応でもあります。「水溶液の濃度が濃いほど、圧力が高いほど、凝固点が低下する」というのは理科の授業で習ったと思います。冬眠中に血液が凍っては一大事だから、高血糖、高血圧は、厳しい冬をしのぐための理にかなっている（そういえば、車のラジエーターの不凍液はエチレングリコールで、なめると甘いらしい）。

関節炎は冬に悪化することが多いです。

D_3低下による炎症（および痛み）の悪化は、「狩猟のために遠出なんてしている場合じゃないぞ、家でじっとしておけ」というメッセージなんです。

不必要に過剰な行動への牽制になり、エネルギーの消耗を防ぐことができる。

カゼが夏より冬に多いのはなぜでしょうか？

一般的な答えとしては、「空気が乾燥しているから」ということになっています。

そういう側面もあるかもしれませんが、D_3濃度の低下の影響は無視できないでしょう。免疫賦活作用のあるD_3が低下しているわけだから、カゼをひきやすくなるのは当然だし、また、疲労感などの身体症状のため、活動量が低下する。やはり、「家で寝とけ」ということなんですね。

それから、過食症の患者で、タンパク質（肉や魚）をドカ食いする人を見たことがない。例外なく、炭水化物（特に糖質）をむさぼり食べています。

これはビタミンD_3不足が「冬が来るぞ。しっかり栄養を蓄えろ」というメッセージを送っているのだから、その声に従って、能率よく、体重を増やせるものを食べているのです。

僕がD_3をすすめたある患者が、言っていました。

「先生、ビタミンD_3、すごい効いています。食欲が落ちました。でもまったく食べられないっていうわけじゃないです。ただ、自然と、『もういいかな』って感じになります。あと、びっくりしたのが、私、昔、左ひざを痛めたことがあって、それ以来、走ることができなくなっていたんだけど、その痛みがビタミンD_3を飲みだして数日で、不思議と消えました」

その通り。D_3には古傷を修復する作用もある。これも「冬眠仮説」で説明がつく。D_3低下状態において、体は周囲を「冬」だと認識して、エネルギー節約モードになっている。そういう状態でケガをするとどうなるか？

組織の損傷に対して、完全に治癒させようとはしない。とりあえず、生存していくのに差し支えのない程度の突貫工事で、状況をやりくりしようとします。

食糧事情の切迫した冬なんだから、不測の事態に備えてエネルギーをケチらないといけない。根本からの修復は、また暖かい季節が来てからで（血中D_3濃度が上がってからで）いいだろう。

体はそういうふうに考えている。

最近の医学は、紫外線によるシミ、しわ、皮膚がんの危険性をいい過ぎると僕は思っています。この説を真に受けて、太陽を避けて、日焼け止めを塗りまくっている女性は多い。そのせいで血中D_3濃度が低下して、骨粗鬆症をはじめとするさまざまな病気にかかりやすくなっているんじゃないでしょうか。

「ほう、ビタミンD_3というのはそんなにいいのか。じゃ、自分も飲み始めようか」と思う人は、とりあえず５０００IUあたりから始めるといいでしょう。

何らかの不調があってその治療目的で飲む人は、症状にもよりますが、２５０００IUとかそれ以上の高用量を飲むのもいいでしょう。このとき、同時に必ずマグネシウムとビタミンK_2の服用を忘れないこと。高用量のビタミンD_3によって、マグネシウムとビタミンK_2が欠乏してしまうので。

特に症状がないという人なら、普通に日光を浴びていればいいと思います。日光に当たらないのはヘビースモーカーと同じくらい体に悪いんだよ、ということは覚えていてくださいね。

※1　骨のカルシウムや鉄、ナトリウムなどのミネラルが失われること。「灰分（かいぶん）」はミネラルのこと

参考
“The Miraculous Results of Vitamin D3”（Jeff Bowles 著）
https://www.ncbi.nlm.nih.gov/pubmed/17928798
https://www.ncbi.nlm.nih.gov/pubmed/28471760
https://www.ncbi.nlm.nih.gov/pubmed/21419280
https://www.ncbi.nlm.nih.gov/pubmed/30284328
http://news.bbc.co.uk/2/hi/asia-pacific/6197339.stm

10 スーパーで安価に買える最高の若返り食材

世界最速の男が常食する強さの秘密

世界最速の男といわれたウサイン・ボルト（100mの世界記録保持者　9秒58）が自ら「強さの秘密」としていた食べ物があります。

それは、ヤムイモ。ジャマイカ人が主食としているヤムイモは、ネバネバするイモの総称で、長芋や自然薯《じねんじょ》などもヤムイモの仲間です。

ヤムイモには、「ジオスゲニン」という成分が含まれていますが、なんとこれ、「若返りホルモン」と呼ばれるDHEA（デヒドロエピアンドロステロン）と同じ働きがあるのです。

DHEAは、筋肉の生成、記憶力の増強、抗うつ作用にも関与しているホルモンで、加齢とともに減ってしまいます。

筋肉増量作用を期待してボディビルダーにしばしば用いられますが、過剰摂取で亡くなった人もいるようで、DHEAのサプリをスポーツ選手が摂取するとドーピングになります。メガビタミン療法はありえても、メガホルモン療法はありえないということですね。

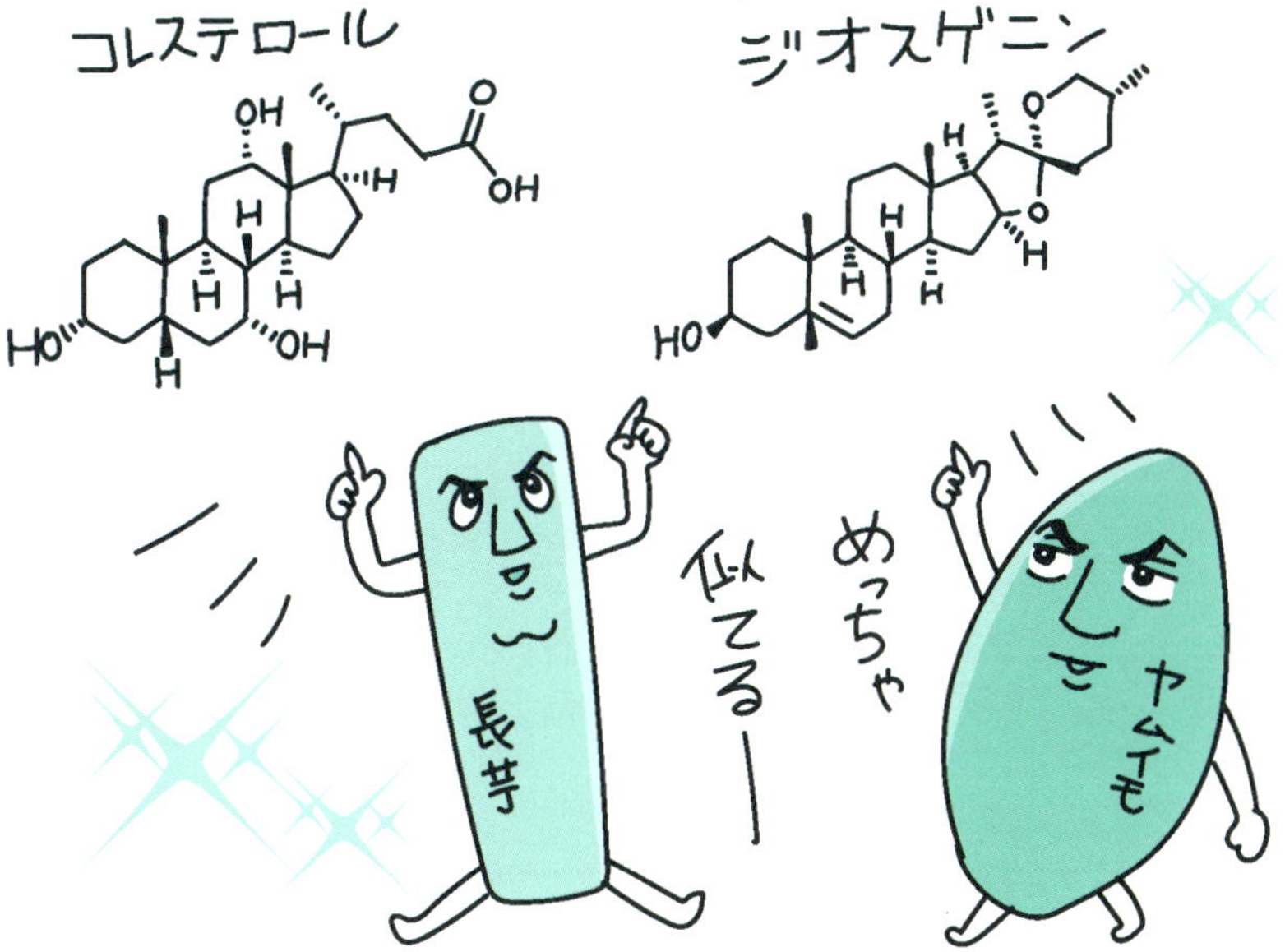

ＤＨＥＡはマザーホルモンです。つまり、このホルモンを母体として、さまざまなホルモンが生成されます。テストステロンもエストロゲンもこのホルモンから作られます。エストロゲンは、顔のシワを軽減する効果が期待できる一方で、薬剤で摂取して過剰になるとがんの増殖を促すなど、医師の管理下で処方してもらう必要がある薬です。

ヤムイモに含まれるジオスゲニンの分子構造を見てください。ほとんどコレステロール骨格そのものでしょう。

だから、安全に若返りを図りたいという人には、長芋や自然薯をたくさん食べればいいわけです。安全にアンチエイジング効果を得られるし、何より世界最速のランナーを作る食材だからね。

ちなみに、ＤＨＥＡは不妊に悩むカップルにもおすすめします。ＤＨＥＡ、コエンザイムＱ

10、ビタミンEを併せて投与することで大きな成果を上げた、という報告もあります。
「若く見える」ということは、健康そうに見えるということであり、健康そうに見えるということは、性的な意味での魅力にもつながります。

逆に年の割に老けている人は、いかにも何か病気を持っていそうで、魅力的に見えませんよね。

知り合いの雑誌編集者が、「還暦からの大人のセックス」という特集をつくるとき、必ず「長芋の酢漬け」とか「山芋とオクラの和え物」といった長芋・山芋を活用する方法を絶倫自慢の年配男性があげてくると言っていました。読者の70代の男性から「小生、朝立ちを取り戻しました」といった投稿が寄せられたとか、珍しい話ではなかったそうです。

参考
https://www.sankei.com/photo/story/news/160820/sty1608200015-n1.html

COLUMN

雪解け水の効果で60代で妊娠する!?

パキスタンのフンザ渓谷に暮らす人々は長寿で、100歳超えの老人はざらにいる。100歳を超えて父親になる老人もいれば、60代や70代で妊娠する女性もいるという。にわかに信じがたい話だが、事実のようだ。

アンリ・コアンダは、1910年に世界初のジェット機『コアンダ』を作製した発明家で、彼はライフワークとして、「水と健康の関係」を研究していた。コアンダはフンザ渓谷まで出向き、上記の現象を確認した。

フンザ以外にもロシア山奥のグルジア高地、外モンゴルの渓谷、エクアドルのビルカバン渓谷などを訪れ、長寿の秘密を探った。その結果、「若々しく健康で長生きできるのは水のおかげだ」との結論に至ったという。フンザの人々は、世界最高峰の山々から流れてくる氷河水を使って生活している。

物理学者の保江邦夫《やすえくにお》氏は、スイスのジュネーブ大学に物理学科の講師として赴任した際、病院の産婦人科で、60代後半で妊娠した日本女性に会ったと言及している。その女性曰く、ご主人がジュネーブに赴任するにあたって外務省から「子どもができるので、気をつけてください」と申し伝えがあったとのこと。閉経しているからそんなことはありえないと思っていたので、実際に妊娠して驚いたそうだ。高齢でも妊娠した秘密は、アルプスの雪解け水にあると、保江先生は推測している。

話は飛んで、100年前の日本（敗戦前）では、月別出生率で大きな違いがあった。1～3月の出生数が飛び抜けて多いのだけど、これは雪解け水が山から溶け出るのが3～5月、その10カ月後は1～3月に当たるからと考えられる。死んだ水を飲むようになった戦後は、そういう月別の違いはなくなった。「命の水」って言うけど……。水道局や水源がどんどん外資に買われている現状、日本の先行きが怖いよね。

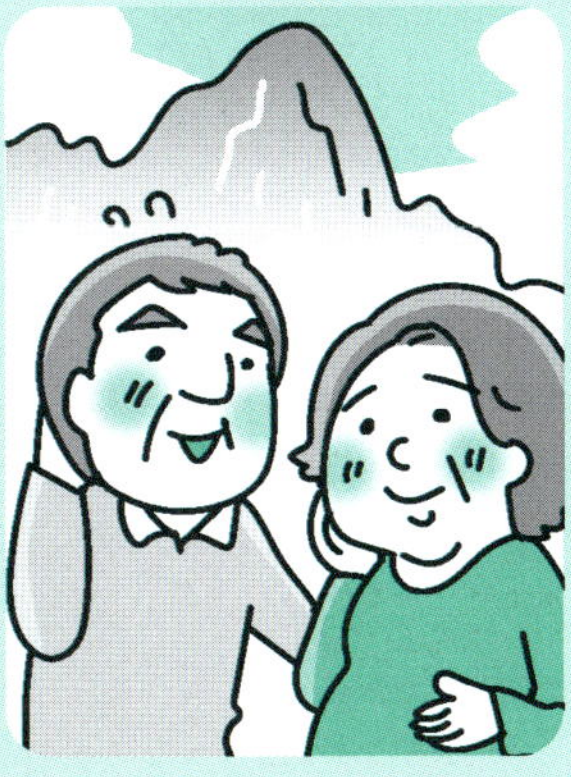

【参考】『路傍の奇跡』（保江邦夫著）

11 みそ、しょうゆ、甘酒、麹水は最強

麹の神様と呼ばれた男

世の中、知らないことばかりです。

焼酎と日本酒の違いについて、「蒸留酒と醸造酒の違い」程度の認識しかありません。日本で「酒」といえば、普通は日本酒を指します。

文献上、「焼酎」が初めて現れるのは、永禄2年（1559年）。この頃の焼酎は、現在の焼酎とは味や性質（製造法、保存性など）の点で、かなり異なるものでした。というのも、当時の焼酎は黄麹《きこうじ》から作られていた。日本酒を作るのと同じ麹で作られていたのです。ちなみにみそもしょうゆも黄麹で作られます。

酒に詳しい人なら知っているでしょうが、日本酒は「生鮮食品」です。火入れしない日本酒を常温で長期保存すれば、風味が損なわれます。黄麹で作った焼酎も同様で、当時は冷蔵設備もない。そう、当時の人々にとって焼酎は「夏には腐るもの」だったんです。意外にも、明治

までは、これが常識でした。

この常識を覆し、焼酎の世界に革命を起こしたのが、「麹の神様」と呼ばれた河内源一郎《かわちげんいちろう》（１８８３〜１９４８）。

河内は大蔵省の技官として、鹿児島、宮崎、沖縄でみそ、しょうゆ、焼酎の製造指導にあたっていた。現場を視察するなかで、あちこちの杜氏《とうじ》（酒造りの職人）から「焼酎の保存性を高めることはできないか」という相談を持ちかけられ、何とかこれを解決したいと思っていた。

ふと彼の頭に浮かんだのは、沖縄の泡盛《あわもり》である。

「沖縄は鹿児島より暑いのに、泡盛は腐らない。なぜだろうか」

そこで河内は沖縄に行った際、泡盛を作るときに用いられる麹を持ち帰り、徹底的に研究した。３年の苦労の末、１９１０年、ついに新種の泡盛黒麹菌《くろこうじ》（Aspergillus awamori var. kawachii）を発見し、その培養に成功。さらに、泡盛が腐らないのは、この黒麹菌が産生するクエン酸による防腐作用だということも突き止めた。

この黒麹から作った焼酎は、芳醇な香りとどっしりしたコクがあった。こうして「泡盛黒麹菌」を使った焼酎は、鹿児島のみならず九州全土に広まった。

さらに、河内の研究熱はとどまるところを知らなかった。

「この焼酎、確かにうまい。しかし、なんというか、いかにも酒飲みのための酒という感じだ。もっと万人受けする、別の風味を持った焼酎を作れないものだろうか」

こうして研究を続ける河内に、再びインスピレーションの瞬間が訪れた。

１９２３年、泡盛黒麹を培養するシャーレの中に色の違う真菌が生えているのに気づいた。この真菌だけを選り分けて培養し焼酎を作ったところ、泡盛黒麹菌で作った焼酎よりも、香りがよくてまろやかになった。この麹こそ、泡盛黒麹の突然変異種の白麹《しろこうじ》（Aspergillus luchuensis mut. kawachii）である。

この白麹もまたたく間に広がり、今や九州のほとんどの杜氏は、この麹を使っている。

この発見により、日本酒、焼酎の発酵に不可欠な麹（黄麹、黒麹、白麹）が出そろった。日本の焼酎文化の礎《いしづえ》は、河内源一郎が作ったと言っても過言ではない。

そしてこの麹に、すごい効用があるのです。

ざっと挙げると、腸内環境を改善する作用、デトックス作用（農薬、放射能分解作用）、免疫を調整する作用、アレルギー軽減作用、便秘の改善、高血圧抑制、高血糖抑制、脂質血症の改善、更年期障害改善、不妊（男女とも）、美白効果、育毛効果、健康寿命の延伸作用など、枚挙にいとまがない。

河内源一郎氏の孫で農学博士の山元正博《やまもとまさひろ》氏、ひ孫で医師の山元文晴《やまもとぶんせい》氏が麹のすばらしさを科学的に解明するため、現在も研究を続けています。いくつかその成果をご紹介します。

脂肪が減って筋肉が増える、ピンピンコロリを実現！

和食の健康効果は、いまや世界から注目されるまでになっています。その核心となるのが、みそ、しょうゆ、日本酒、みりんなど、麹による発酵食品でしょう。

麹の健康効果については、多くの研究があります。

例えば、「みそを習慣的にとっている人は、糖尿病患者の筋肉減少を防ぐ」という研究論文がありますが、糖尿病は、初期こそ太っていることが多いですが、進行するとやせていきます。インスリンがうまく作用しないため、細胞がグルコース（ブドウ糖。体のエネルギー源）を取り込めません。すると体は何とかグルコースを得ようとして、筋肉を分解してグルコースを作ります。こうして末期の糖尿病では、筋肉がどんどん落ちて、げっそりやせることになります。しかし、みそ汁をよく飲んでいる女性の糖尿病患者では、筋肉の減少が少ない、というのがこの研究の知見です。

それから、麹の摂取によって筋肉が落ちないどころか、筋肉がつきやすくなる、という研究があります。

鶏に麹を食べさせると、筋肉のつきが明らかによくなります。鶏の腸内にすみついた麹菌が、腸でＢＢＡ（ブトキシブチルアルコール）という物質を作ります。

ＢＢＡは脳の下垂体に作用し、ノルアドレナリン（ストレスホルモンの一つ）の分泌を抑制します。ノルアドレナリンには異化作用（たんぱく質の分解作用）があります。

つまり、ノルアドレナリンが筋肉を分解してしまうところを、麹を食べることで腸内で産生されるＢＢＡがノルアドレナリンの分泌を抑制する。結果、筋肉の分解が抑制され、筋肉がつきやすくなる、というわけです。

筋肉がつくばかりではありません。脂肪を減少させる作用もあります。

「米麹により肥満マウスの体重、脂肪蓄積、高血糖が減少した」という論文によると、肥満マ

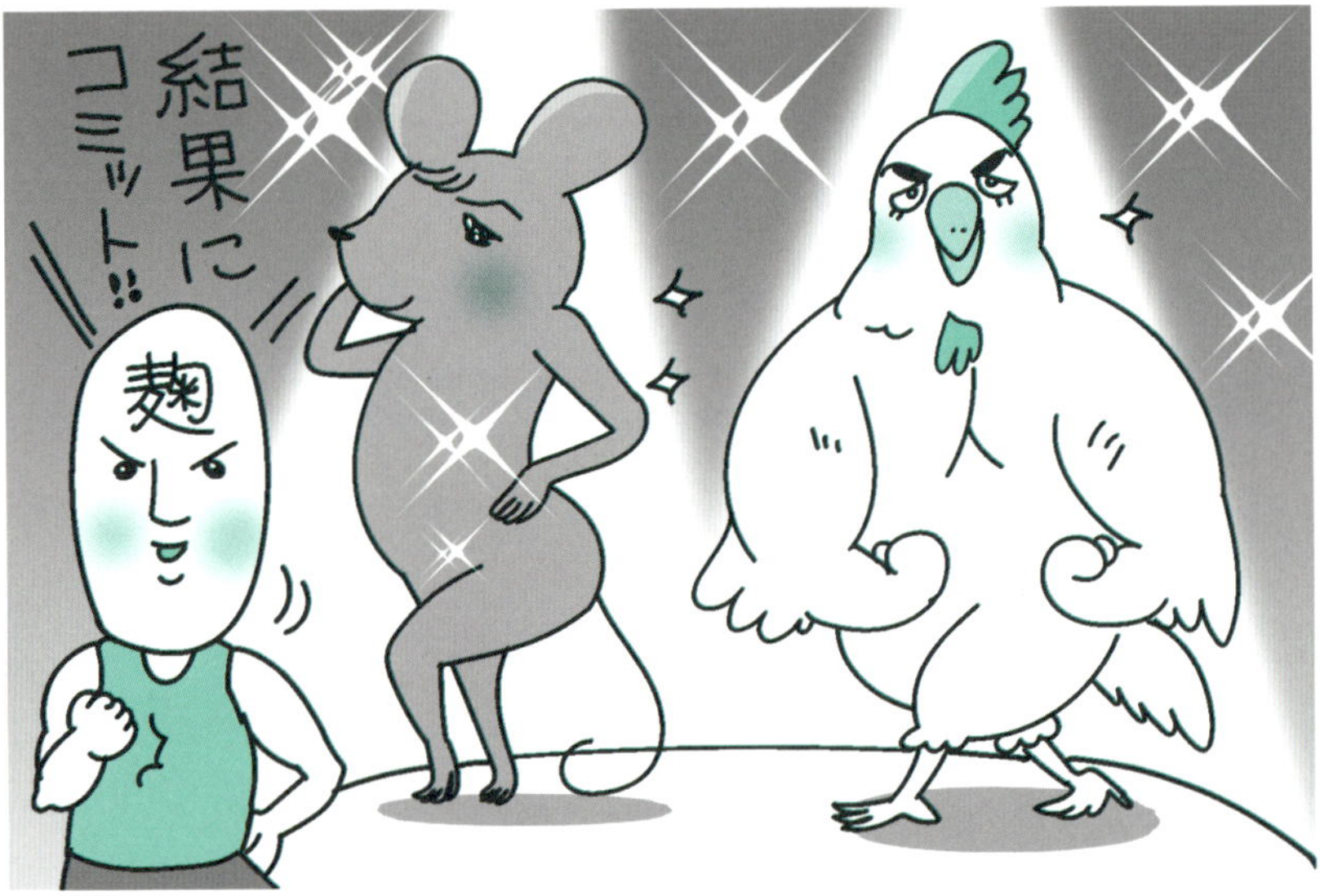

ウスに麹を4週間摂取させたところ、脂肪組織が減少しました。また、血糖値が正常化したとあります。麹を食べていると、細胞膜の表面に発現するたんぱく質（ＧＵＬＴ４）が増加し、グルコースの取り込みが増加することも確認されました。

麹を食べるだけで「脂肪が減って筋肉が増える」のだから、こんなに都合のいい話はないと思いませんか？

それから、山元文晴氏はこんな実験をしています。マウスを、麹を与えるA群と与えないB群（各群12匹）に分け、それぞれを飼育します。

マウスの寿命は、通常2年程度です。さて、A群とB群、どちらのマウスが長生きしたと思いますか？

結果は「有意差なし」。つまり、麹を食べても食べなくても寿命は変わらなかった、ということです。「なんだ、意味ないじゃないか」と思われるかもしれません。

ところがです。寿命は変わらなかったものの、両群の間には、老化の具合に大きな違いがありました。

麹の非摂取B群では、加齢につれて徐々に毛が抜けていき、歩行がおぼつかなくなり、死の近いことがすぐに見てとれました。

一方、麹摂取のA群は、ずっと毛ヅヤがよく、動きも機敏でした。しかし予想していなかったある日、突然コロッと死んだのです。まさに「ピンピンコロリ」です。

つまり、麹の摂取によって、寿命は延ばせないが、健康寿命は延ばせる、ということが示唆された研究です。

周囲を見回しても、二通りの亡くなり方があると思いませんか？　「死ぬ前の数年間は、ずっと寝たきりでした。介護疲れで家族全員が疲弊してしまってね……。正直亡くなってくれてホッとしたところもありました」というタイプ。

対して、「直前まで元気に働いていたんですよ。ある朝、なかなか起きて来ないので、寝室を見に行ったら、そのまま亡くなっていました。大往生です」という人と。

麹を積極的に摂取することで、寿命が延びることはないにせよ、死ぬ直前まで若々しく過ごせる可能性が高くなるなら、こんないいことってないと思いませんか？

体臭が改善する、うつから復活

個人的には、ワキガのにおいは全然嫌いではありません。ただ、日本人の場合、たとえ他人が気にならなくとも、自分の体臭を気にする人は多いようです。

あるとき、20代の男性がワキガの悩みで僕のクリニックを受診。

こんなとき僕は、ぜひ麹をすすめたくなる。麹には、体臭を軽減する作用があるからです。そもそも体臭は、汗のにおいではなく、皮脂《ひし》のにおいです。麹の積極的な摂取によって、まず、腸内細菌叢が整う。すると、腸・皮膚相関で、皮膚常在菌叢も正常化し、皮脂が酸化しにくくなる。つまり、体臭が軽減する。

そもそも日本人の体臭が強くないのは、遺伝的要因もあるかもしれないけど、麹や納豆など発酵食文化の隠れた恩恵ではないか、と思うのです。

こんな例もあります。50代の女性が、うつ病で来院された。あまりにも調子が悪くて、朝起きられず、しだいにまったく動けなくなって会社を辞めたとのこと。問診すると、ベンゾ系の抗不安薬を飲んでいて、その後遺症ではないかと思われる症状だったので、減薬を提案し、基本的な食生活の指導とともに、麹水をすすめたのです。

すると4カ月後。「調子がよすぎて困っています」と笑顔で来院。あまりにも調子がよくなったので、就職活動をしようと思っているとまで言うので、僕も驚きました。

麹の摂取の仕方について、みそ汁、塩麹、甘酒など、なんでもいいと思います。僕のおすすめは、麹水です。

作り方は簡単。麹（１００g）を水５００㎖につける。それだけ。8時間ほど放置すると、ほのかに甘い水ができる。出来上がった麹水は冷蔵庫に入れて、１日で飲み切りましょう。水分でふやけた麹はそのまま食べるといいです。

朝立ちも蘇る！　妊娠する！

こんなことを書いていいのか迷いますが、僕自身、麹を摂り始めてから、やたら朝立ちするようになりました。実際、山元正博氏はこう書いてます。

「麹は少子化対策のキーワード。妊活のサポートになります。麹で妊娠しやすくなる、というと『デタラメ言うな』と言われそうですが、事実です。わが社に入社した社員には麹ドリンクや麹サプリを支給するのですが、女性社員が皆、妊娠して退社していきます。女性ばかりではありません。精子数8千の不妊男性が麹を摂取し始めたところ、3億に増え、精子活性率も8%から80%に増加しました」

この記述は、もちろんエビデンスではありません。あくまで経験則です。ただ、個人的には、麹が妊活をサポートする説には妙に説得力を感じています。麹を摂り始めてから、やたら朝立ちするようになった僕としては（笑）。

参考
『習慣的なみその摂取は2型糖尿病患者のサルコペニア（筋減少症）の発生率低下と相関がある』
https://pubmed.ncbi.nlm.nih.gov/33379405/
https://agriknowledge.affrc.go.jp/RN/2030900430.pdf
https://www.ncbi.nlm.nih.gov/pmc/articles/PMC4157231/
『麹親子の発酵はすごい！』（山元正博・山本文晴著）

COLUMN

焼酎を飲むと、血栓を溶かす酵素が2倍!?

酒好きはわかると思うけど、醸造酒（日本酒、ワインなど）と蒸留酒（ウィスキー、焼酎など）とでは、酔いの感じが全然違う。医学的に言うと、酒には単位があって、純アルコールに換算して20g＝1単位となっている。具体的には、ビール中瓶1本（500㎖）＝日本酒1合（180㎖）＝ウィスキーダブル1杯（60㎖）＝焼酎0.6合（110㎖）＝アルコール1単位（20g）という具合だ。理科の実験で使うような化学的に抽出した純エタノールと、酒蔵で杜氏が作った焼酎を、含まれているアルコールが何gでどうのこうのと、画一的に議論できるわけがない、というのがまず直感としてある。

その焼酎だって、プラスチックのボトルで格安で売ってる焼酎（甲類焼酎）と、鹿児島や宮崎で杜氏が精魂こめて作った焼酎（乙類焼酎）とが、同じ土俵で議論できるのか。風味や酔い加減の違いは経験的に明らかで、だとすると健康への影響も当然違うのではないか。こうした疑問に真正面から取り組んだ論文がある。

ナットウキナーゼの発見者・須見《すみ》洋行《ひろゆき》氏とミミズ酵素ルンブロキナーゼの発見者・美原《みはら》恒《ひさし》氏の共著論文である。

学生被験者に協力してもらって、一人あたりアルコールとして30～60㎖の酒量を10分間で飲み、1時間後に血栓を溶かす酵素の活性を調べた。飲んだ酒は、甲類焼酎、乙類焼酎、日本酒、ワイン、ビール、ウィスキー。これらを、非飲酒群と比較した。

すると、乙類焼酎を飲んだ群では、酵素の活性がダントツに（非飲酒群の2倍近く）高まっていた。このとき血中に増えた線溶酵素は、ウロキナーゼだった。乙類焼酎の持つ何らかの作用が、血管の内皮細胞に働きかけたものと考えられる。

「酒は百薬の長」かどうかは、飲む量はもちろん、何を飲むかっていうのも大事なんだね。

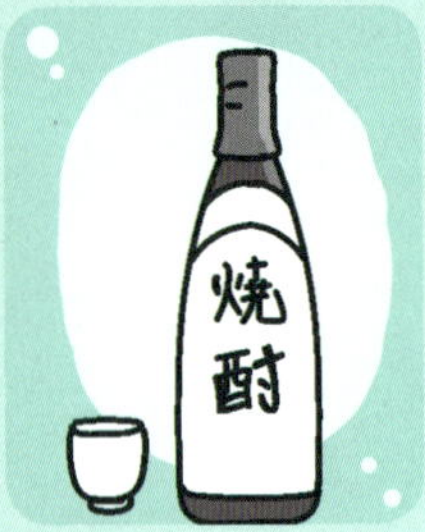

参考：『焼酎の飲用により誘導されるウロキナーゼ様フィブリン溶解酵素』
https://www.researchgate.net/publication/271612081_Urokinase-like_plasma_fibrinolytic_enzyme_induced_by_Shochu_drinking

12 身の回りにあふれている毒を避ける

その1▼ブドウ糖果糖液糖（コーンシロップ）

ドリンクの陳列棚の商品を手に取って原材料を見れば、「ブドウ糖果糖液糖」の表記を見ない日はない。それぐらいに、「ブドウ糖果糖液糖」は僕らの食生活に溶け込んでいます。

ブドウ糖果糖液糖は、現在、コーン（病害虫耐性を高めた遺伝子組み換えトウモロコシ）を原料として作られています。英語ではHigh Fructose Corn Syrup（HFCS）です。**要するに、「トウモロコシのシロップ」＝コーンシロップです。**

アメリカの消費者は、遺伝子組み換え食品（GMO）にとても敏感です。トウモロコシといえばほとんどが遺伝子組み換えだと認識しているから、コーンシロップを利用した商品には目もくれません。食品業界も、この傾向を当然、認識しています。

だから乳酸菌飲料で有名な日本の企業は、日本向けにはコーンシロップ（ブドウ糖果糖液糖）を使用していても、アメリカ向けの商品には使わず、砂糖を使用しているんです。健康志向のアメリカ人は、コーンシロップ含有だと買ってくれないからです。でも日本人は、ブドウ糖果糖液糖（コーンシロップ）の表記があっても、バンバン買います。

これって、日本人はバカにされてるんですよね。

いや、正確には、本当にバカなんです。

「ブドウ糖果糖液糖」というのが一体何なのか、知らない。知ろうともしない。だから、それが遺伝子組み換えであることにも気づかないんです。

納豆に添付されてるタレなんかにも、バッチリ遺伝子組み換えのブドウ糖果糖液糖が入っています。健康になろうとして、むしろ健康を害しているんです。

では、ブドウ糖果糖液糖が具体的に、どんなふうに体に悪いのか、見ていきましょう。

太る、老ける！　肌荒れ、頭痛を引き起こす

①肥満　おなか周りにボテっと脂肪のつく、特徴的な太り方をします。内臓脂肪が沈着し、中性脂肪も増えます。ブドウ糖果糖液糖の摂取によって、「たまたま太る」わけではありません。ブドウ糖果糖液糖は、肥満マウスの作成に使われているぐらいだから、肥満は「必発」です。

②老化促進　ブドウ糖果糖液糖の老化促進作用はすさまじく、これを含むと含まないとでは、老化速度がざっと10倍違います。具体的には、ＡＧＥｓ（終末糖化産物）の生成量が10倍になります。

例えば、ＡＧＥｓが血管に沈着すれば動脈硬化が進むし、皮膚に沈着すればしわやシミがひどくなる。まぁ、ろくなことがないわけです。高価な美容クリームを買うぐらいなら、ブドウ

糖果糖液糖を徹底して避けるというアプローチのほうが、よほど有効でしょう。

③腸内環境の悪化　未吸収の栄養素は、腸にとどまり、腸内細菌が分解することになります。腸内細菌が不必要に活発化して、その結果、「おならが出まくって困る」程度で済めばまだ笑い話ですが、蓄積したガスによる膨満感やキリキリと痛む腹痛に襲われたりします。

胃腸の症状はそのまま皮膚症状につながっています。ブドウ糖果糖液糖によって腸内環境が悪化すると、体液のpH（ペーハー）がアルカリから酸性に傾きます。酸性状態は、全身性の炎症の背景となり、これがニキビや肌荒れとつながっていきます。

④水銀の蓄積　ブドウ糖果糖液糖は、生産プロセスで水銀を使っていて、そのためブドウ糖果糖液糖にも微量の水銀が混入しています。これって大問題でしょう？　どうしても水銀の混入が避けられないなら、商品に『微量の水銀が含まれています』と記載したうえで、買うか買わないかを消費者に選ばせるべきです。

⑤頭痛の原因　砂糖や人工甘味料（アスパルテームなど）が頭痛の原因となるように、ブドウ糖果糖液糖も頭痛の原因となりえます。

まぁ、「万病のモト」ですね。

その2▼フッ素

フッ素で虫歯が防げる、といわれて久しいです。しかし、「フッ素入り」と宣伝している商品は、「毒入り」といっているのと同じです。

中国の研究で、同じような条件の村（人口規模、教育、経済レベルなど）で、ただ唯一、飲み水のフッ素濃度が違う2つの村、フッ素濃度が高い地域と低い地域で、子どものＩＱを比較すると有意差が出た。フッ素濃度が高い地域の子どもは、低い地域の子どもに比べてＩＱが11ポイント低かった。

このような研究はいくらでもありますが、そういう個々の研究を総合的にまとめた「メタ解析」という研究があります。いわば、「研究の研究」なんだけど、エビデンスレベルとしてはこれが一番高いです。

フッ素と子どもの知能についてのメタ解析研究があって、その結論は、「フッ化物への曝露と低ＩＱとの間には一貫した強い相関がある」「フッ素地域に住む子どもは低ＩＱになる確率が、軽度フッ素地域に住む子どもの5倍高い」となっています。

頭が悪くなるだけではありません。

フッ素の副作用は山ほどありますが、いちばんわかりやすい病気としては、がんです。**「事実として、フッ素は他のどんな化学物質よりもがん死を増やします」**と、国立がん研究所で34年勤務したディーン・バーク博士が言っているのだから、説得力があります。「フッ素をやめること。これ以上に簡単な病気の予防法はありません。たったこれだけのことでどれほど多くの命が救われることか」とも。

どんなサプリよりも、どんな健康法よりも、まず、毒を避けること。これに勝る健康法はありません。

その3▼人口甘味料

アスパルテーム、アセスルファムカリウム、スクラロースなどの人口甘味料。「カロリーゼロだから」っていわれていますが、毒です。白砂糖のほうが、まだずっとマシです。

アステルパームは、神経毒として作用します。軽い症状としては、頭痛やめまい、不眠。長くとり続けると、脳腫瘍《のうしゅよう》、失明、精神症状（うつ病、知能低下、短期記憶障害）などの重い脳神経系の症状が出てきます。

代謝を乱すことから、糖尿病にもなるし、血液がん（リンパ腫、白血病）を含むがん、内臓異常（腎機能低下、副腎の肥大など）、骨格異常、多発性硬化症、全身性エリテマトーデス、精子減少など、さまざまな症状を引き起こします。

疫学研究でも動物実験でも、その危険性は明らかです。

そもそもアスパルテームは、生物兵器の研究過程で発見された物質です。つまり、人が口に入れてはいけない物質。

でも、おかしなことに、食品添加物として堂々と市場に流通している。この背景には政治がからんでいます。要するに、日本はこてんぱんにやられているというわけ。世界中で禁止されている遺伝子組み換え食品の表示義務さえ取り消され、ホルモン剤がたっぷり注入された外国産の肉牛を輸入させられているのも、同じ理由です。

スクラロースは砂糖の６００倍の甘さを持つ人口甘味料。「消化管で消化・吸収されずに排泄されるため、カロリーはゼロで摂取しても血糖値は上がりません」なんてあるけど、これもまったくウソ。実際は、血糖値およびインスリンの作用が大幅に乱れることが研究によってわかっています。

プロテインを飲んで糖尿病が悪化したという人がたまにいますが、プロテインが原因というよりも、添加されている人口甘味料が悪さをしている可能性もあるでしょう。

甘いものがやめられないなら、人口甘味料のものよりも砂糖のほうがまだマシ。そして、砂糖をやめるには、ナイアシン（マイタケとかタラコに多く含まれる）やマグネシウム、亜鉛などのミネラルをとると、甘いものへの欲求がある程度、軽減されます。

参考
『HFCSはラットに特徴的な肥満（体重増加、体脂肪、中性脂肪の増加）を引き起こす』
https://www.ncbi.nlm.nih.gov/pmc/articles/PMC3522469/
https://pubmed.ncbi.nlm.nih.gov/16366738/
https://files.eric.ed.gov/fulltext/EJ1135692.pdf
https://www.ncbi.nlm.nih.gov/pmc/articles/PMC2637263/
https://www.hopkinsmedicine.org/otolaryngology/_docs/migraine%20patient%20handout.pdf
PMID: 18695947 DOI: 10.1007/s12011-008-8204-x
https://www.mdpi.com/1420-3049/23/10/2454/htm
https://care.diabetesjournals.org/content/36/9/2530

第4章

急増するうつとアレルギー

うつやアレルギーは、薬で症状を抑えると、ろくなことはありません。根本から治すには「腸を整えること」が大切で、そのためには、食生活を整えることが何より大事です。

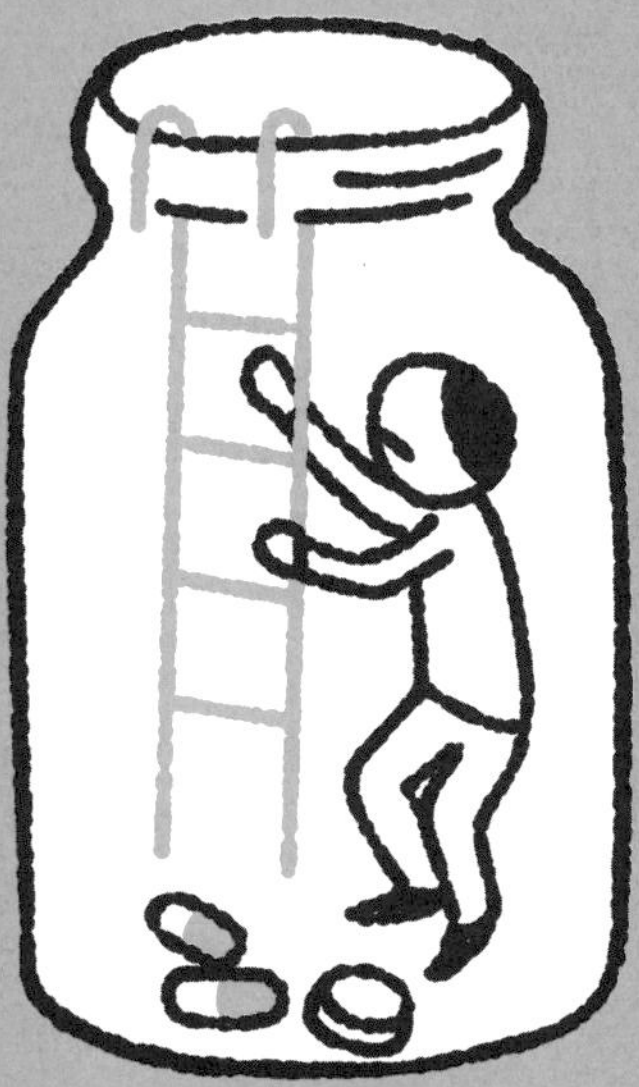

13

うつは食べ物で治す

引き算と足し算で心身を整える

食べ物が心身に与える影響はとても大きい。

症状がなんであれ、患者さんには必ず、食事の乱れがないかを確認する。「昨日何を食べたか、朝食から順に教えてください」と。たいていの場合、何らかの問題が見つかるものです。好ましくないものを食べている場合には、いったんそれを除去することを勧める（まず、引き算）。さらに、栄養療法的なアプローチでは、ある種の栄養不足がその背景にあると考えて、補う（たし算）。

どの栄養素が足りないのか。水溶性ビタミンかもしれないし、脂溶性ビタミンかもしれないし、タンパク質や脂肪酸かもしれない。

あるとき、次のような患者さん（40代・男性）が来院しました。

職場のストレスがひどく、「もう限界。会社に行きたくない」と言う。

確かに非常に憔悴《しょうすい》した様子なので、「どんなふうにきついですか?」と聞くが、返事はいまいち要領を得ないし、「それって、会社なら普通じゃないの?」といった印象を受ける。

食生活について聞くと、朝は食べない（時間も食欲もない）。昼は菓子パンとコーラ、夜はスーパーの惣菜《そうざい》が多いが、最近は食欲がなくて食べないことも多い。

（ああ、なるほど、そこか）と当たりがついた。典型的な、低栄養状態（および糖質のとり過ぎ）による抑うつ状態。会社のストレスの有無にかかわらず、そんな食事を続けて体調をくずさないほうが不思議というものです。

さて、治療はどうしたものか。

一番やってはいけないのは、一般的な抗うつ薬の投与です。単なる栄養失調だったはずが、薬によって本物のうつ病になってしまいます。

食事の改善（小麦・乳製品・砂糖をやめる。和食にする）さえすれば、すぐにでも治るだろうが、そもそも食欲がないと言う。詳しく聞くと、腹部やみぞおちの辺りに張った感じがあって、口の中が苦いという。そこで、漢方薬と脂溶性ビタミンをすすめてみる。

「飲めと言われれば何でも飲みますが、本当にそんなので治るんですかね。治るイメージが持てないんですけど。会社に行くのは絶対無理です」

と言うので、２カ月の休養を指示する診断書を渡した。

１週間後に再び来院したとき、全く別人になっていた。笑顔があふれて、仕草の一つひとつに活気があった。「先生、日焼けしすぎ」と、僕をいじる余裕さえあった。本来、こういうおしゃべりな人なんだな。

「言われたように、食事の改善をして、出された漢方薬を飲んで、おかげさまで回復しました。今日来たのは、2カ月の休養ってことでしたけど、あれ、長すぎます。仕事しないほうが逆にストレスなんで、もうすっかり回復した旨の診断書をお願いできますか」

こういった症例はほんの一例に過ぎませんが、うつは食事でほとんど治ります。

薬を飲まないほうが治癒する

「うつ病です」と初めて診断された人たちを、投薬治療群と運動治療群の2群に分けて、2カ月フォローする、という研究がありました。運動治療群といっても「週3回30分歩く」という程度の、たいした運動ではありません。

果たして2カ月後、運動群の方がはるかに結果がよかったのです。体を動かすってそれだけで、シンプルによくなるんですね。薬を飲みだして症状が複雑になったらそうはいかないけど、発症したばかりの段階では、うつは運動だけでよくなっちゃう。

また、547人のうつ病患者を6年間追跡した研究によると、投薬治療を受けた人は、そうでない人に比べて予後不良である確率が7倍以上高く、仕事、家事など「主要な社会的役割」を果たせなくなる可能性が3倍高かったとあります。

それから、短期間のうつ症状を生じているカナダ人1281人を対象とした研究によると、抗うつ薬を服用した人では、そのうちの19%が長期的なうつ状態に移行したのに対し、投薬治療を受けなかった群で長期的なうつ状態に移行したのは9%だった。

何が言いたいかというと、「うつの薬はダメだよ」ってこと。

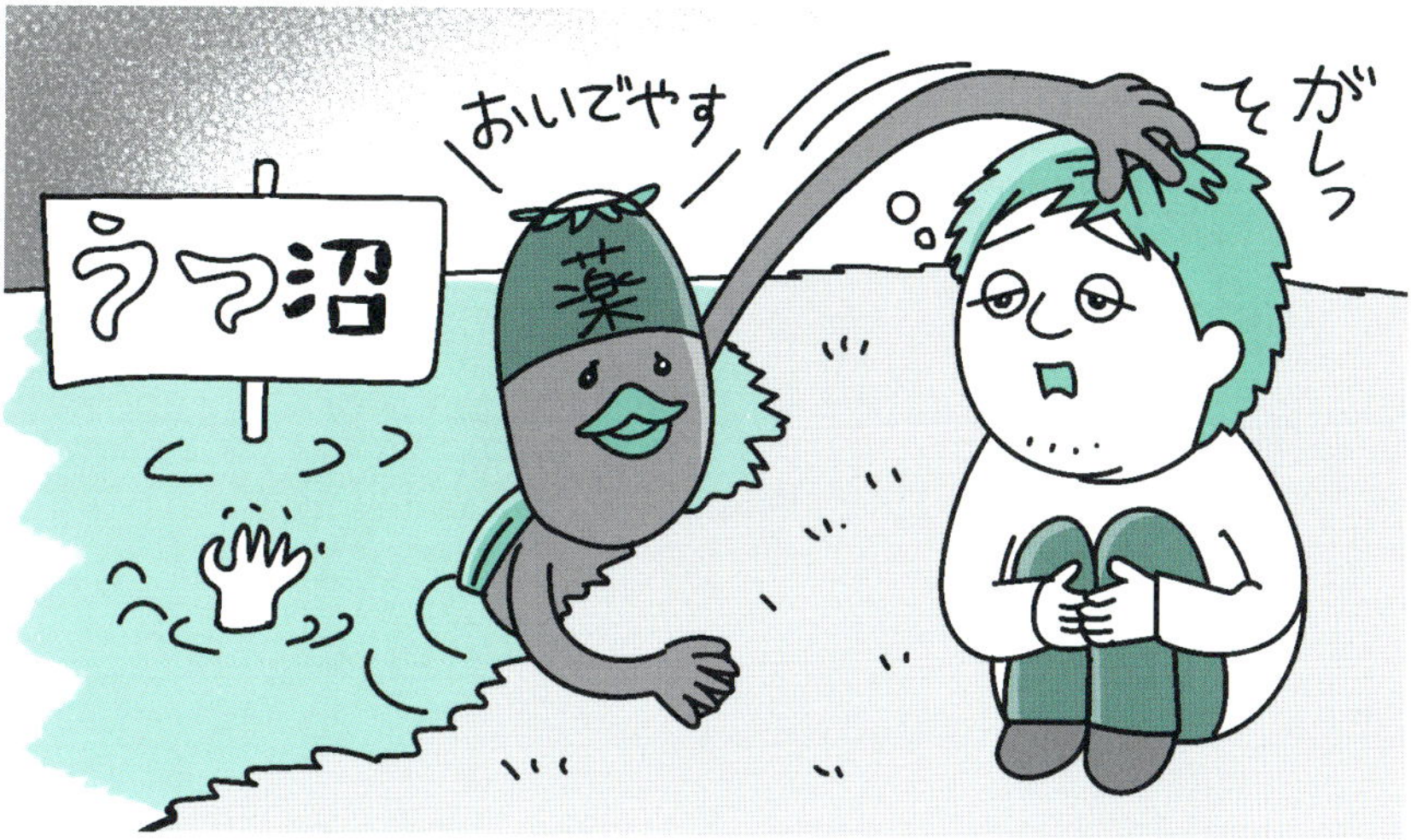

うつ病って、今では珍しくもなんともないから、若い子たちは医師から薬の提案をされると、「これで気分がよくなるなら、いいかな」と思ってしまいがちです。医師も軽い気持ちで「嫌なら飲まなければいいし、気分のよくない日は薬があると助かりますよ」と言う。

だけどね、薬で気分をコントロールするということに違和感を感じないといけないよ。苦しい、悲しい、楽しいというのは自分で感じることであって、薬で生み出すものではない。薬で何とかしようとすると、あとが怖いんです。

食事や睡眠がとれなくてもいいときもある

うつに対して、逆に、やってはいけない治療法もあります。

妻に先立たれた高齢男性。以来、食事や睡眠がろくにとれていない。見かねた家族に連れられて来院した。うつ病評価尺度の点数によると、明らかにうつ病。しかし、こういう患者に対して「ああ、そうですか。お気の毒に。抗うつ薬と睡眠薬をお出ししますね」で済ませてはいけない。

この人は、フロイトのいう「喪《も》の作業」に服している。

数十年連れ添った妻を失った悲しみは、途方もないものだろう。ショックで食事や睡眠がとれなくなるのは当然のことです。かつ、新たなステップに向かうために、必要なことなんだ。

ここに医者が下手に介入して、抗うつ薬やら睡眠薬で症状を一時的に改善させてしまうとどうなるか？　未消化なままの思いが心の中に延々くすぶり続け、やがて症状は再燃するだろう。しかも薬の副作用とあいまって症状は難治化し、本物のうつ病になる可能性もある。

喪の作業は、スキップするわけにはいかない。夏休みの宿題をやらずに踏み倒すわけにはいかないのと同じだね。

人生には、悲しみにしっかりひたることが必要なときもある。

こういう場合に医者ができることは、せいぜい傾聴と共感だけ。相手の心に寄り添ってあげること。これしかないけど、これだけで、ずいぶん本人の助けになるものだよ。

参考
『Anatomy of an epidemic』（Robert Whitaker 著）

14

アレルギーは胃酸不足？

ぜんそくの本当の原因

ぜんそくは、現代医学でいうと、「気道の慢性炎症」という定義があります。なので、「肺や気管支の炎症をステロイドで抑えて、気管支拡張薬で空気の通り道を確保してあげましょう」というのが、一般的な治療法になります。

しかし、これでは治りません。症状は一時的に治まるかもしれませんが、根本の原因にまったくアプローチしていないからです。

１６９８年に書かれた『喘息について』という本では、「胃酸の少ないことから消化不良が起こり、未消化物の毒性がたまたま呼吸器に現れたものが、ぜんそくです」とあります。続けて、「未消化物の毒性が皮膚に現れればアトピーになるし、関節に現れたらリウマチになる」とあります。

ぜんそくという病気は、産業が発展して空気が汚染して増えたと言われていますが、そんなことはない。産業革命以前の大昔の本でも、ぜんそくがあったことが書かれています。

先の本では、ぜんそくで受診した200人以上の子ども（6～12歳）について検査したところ、

・23％が軽度の低胃酸
・48％が著明な低胃酸
・9％が無胃酸

という結果になった。つまり、ぜんそく症状を持つ小児全体の80％で、胃酸の分泌が少なかったのです。さらに、子どもたちを数年にわたってフォローしたところ、胃酸不足は7歳以下でもっとも顕著で、成長するにつれて、胃酸分泌が正常になり、それとともにぜんそくの症状も自然に軽快したとあります。

これ、皆さんも経験ないですか？　友だちや親せきで、小さい頃はぜんそくだったのが、大きくなったら治ったという例。アトピーにも同じことがいえます（ただし、ステロイドを慢性的に使用すると、症状がややこしくなって治りにくくなります）。

苦いもの、酸っぱいものを食べるとよい

では、ぜんそくの自然治癒はなぜ起こるのでしょうか？

『小児喘息における低胃酸』を書いた医師は、次のような実験をしました。

ぜんそくの子どもたちに、塩酸とペプシン（タンパク分解酵素の一つ）を処方し、ごはんの直前や食中に摂取してもらう。

すると3カ月後、子どもたちに食欲増加、体重増加、喘鳴《ぜいめい》（呼吸をするときゼイゼイ、ヒュ

ーヒュー音がする）の減少が見られた。つまりぜんそくが治っている。

しかし、治りきってはいないのに、塩酸とペプシンの服用をやめてカゼをひくと、ぜんそくはぶり返す。

一方、アレルギー除去食にすると（具体的には、牛乳をやめる）、3カ月で症状が治まり、塩酸とペプシンの服用を中止した後も症状が再発しなかった。


なぜ自然治癒をするのかがわかれば、治療法も見えてきます。ぜんそくは「胃酸が不足して起こる症状だから、補ってあげると治る」というわけです。

胃酸の分泌を促すには、苦いもの、酸っぱいものを積極的に食べるといいでしょう。僕も患者さんに「しっかり胃酸を出しましょうね」と言って、ヨモギのしぼり汁をすすめています。ヨモギの汁は苦いけど、飲むと胃液がジュバーッと出ます。膵液《すいえき》や腸液（ともに消化液）も出る。つばをしっかり出すのも大事なので、梅干や柑橘類《かんきつるい》もおすすめです。クエン酸の効果で胃液がしっかり出てきます。

くれぐれも、胃酸を抑える薬（例えば、プロトンポンプ阻害薬）なんかは絶対に飲まないようにしましょう。

アレルギーや全身の不調につながる「腸もれ」

腸もれ症候群（リーキーガット症候群）という言葉を聞いたことありますか？

腸が健康な状態のとき、細胞と細胞はがっちりすき間なくつながっています。これを「タイ

タイトジャンクションが正常なとき

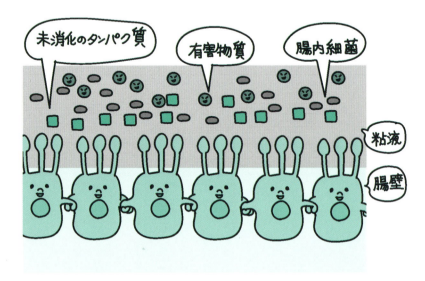

タイトジャンクションが壊れてしまうと、リーキーガットになる

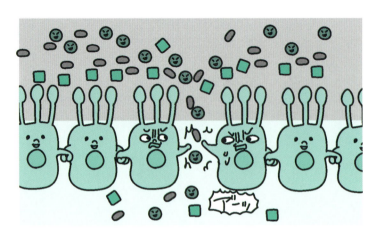

トジャンクション」と言って、腸壁《ちょうへき》を守るバリアの役目を果たしています。

しかし、なんらかの原因で、腸の細胞と細胞の間にすき間ができて、タイトジャンクションが壊れてしまうと、スカスカになった腸壁のすき間から、食べ物の分子が腸管外へと漏れてしまいます。

腸管の外へと漏れ出るのは食べ物だけではありません。ばい菌、ウイルス、病原菌などもフリーパスで腸管外（体内）に入ってしまうわけです。

これをリーキーガット（腸もれ）症候群と言います。こうなると、通常は体内には入ってこないさまざまな炎症を誘発する物質が血液中に入り込みます。

すると、免疫系が「異物の侵入」と判断して、これに対処しようとします。抗体を産生して、外来異物の封じ込めを行うのですが、これが炎症であり、アレルギー反応になります。

「抗体を作る」というのは、いわば体内で戦争が起こっている状態なのです。

皮膚で起こればじんましん、気道で起こればぜんそく、関節で起こればリウマチになるし、消化管で起こればセリアック病、過敏性大腸炎、潰瘍性大腸炎などになります。

そのほか、下痢や便秘、口臭、おなかの張り、不眠、疲労感……など、ありとあらゆる慢性疾患の原因にもなっています。

体のどの部位で戦争が起こるかによって病名は変わりますが、本質は、腸の病気です。

リーキーガット症候群の原因となるのが、小麦粉のタンパク（グルテン）、牛乳や乳製品のカゼイン、抗生物質、ステロイド剤やピルなどの医薬品、アルコールやカフェイン、添加物、ワクチン、農薬、ストレスなどになります。

特に小麦粉と乳製品は要注意です。パンやパスタ、うどん、牛乳、ヨーグルト……。こういったものって、毎日欠かさず食べていることが多いですよね。すると、腸のタイトジャンクションがどんどん弱くなっていき、体中で延々と炎症が続く原因になります。ぜひ、食生活の見直しをしましょう。

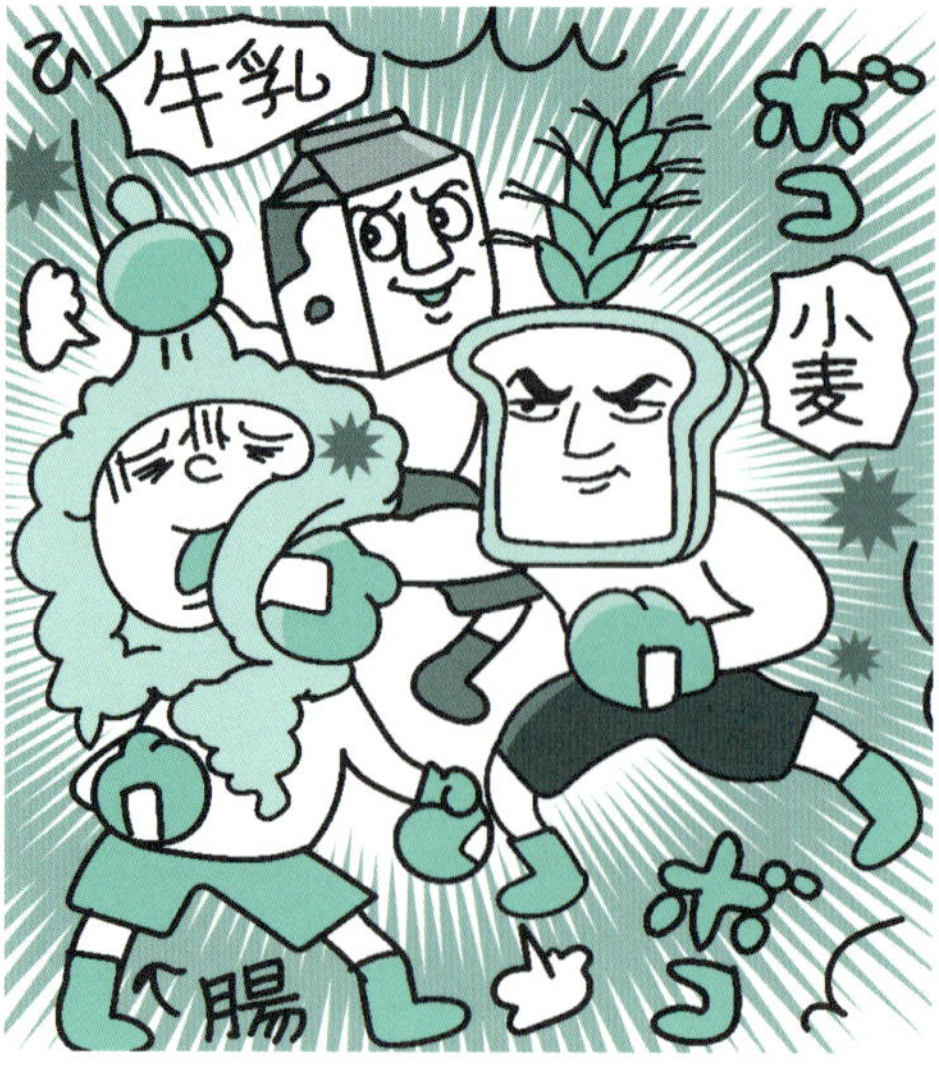

参考
『WHY STOMCH ACID IS GOOD FOR YOU』(Jonathan V.Wright)
『喘息について』（ジョン・フロイラー著）
『小児喘息における低胃酸』（ジョージ・ブレイ著）

第５章

医療とどう関わるか

医療とどう付き合っていくか、何が真実で何がそうではないのかを見定めるのは、結局、ご自身です。

それでもやっぱり、「病院になんか行くもんじゃありません」って思いますが（笑）。

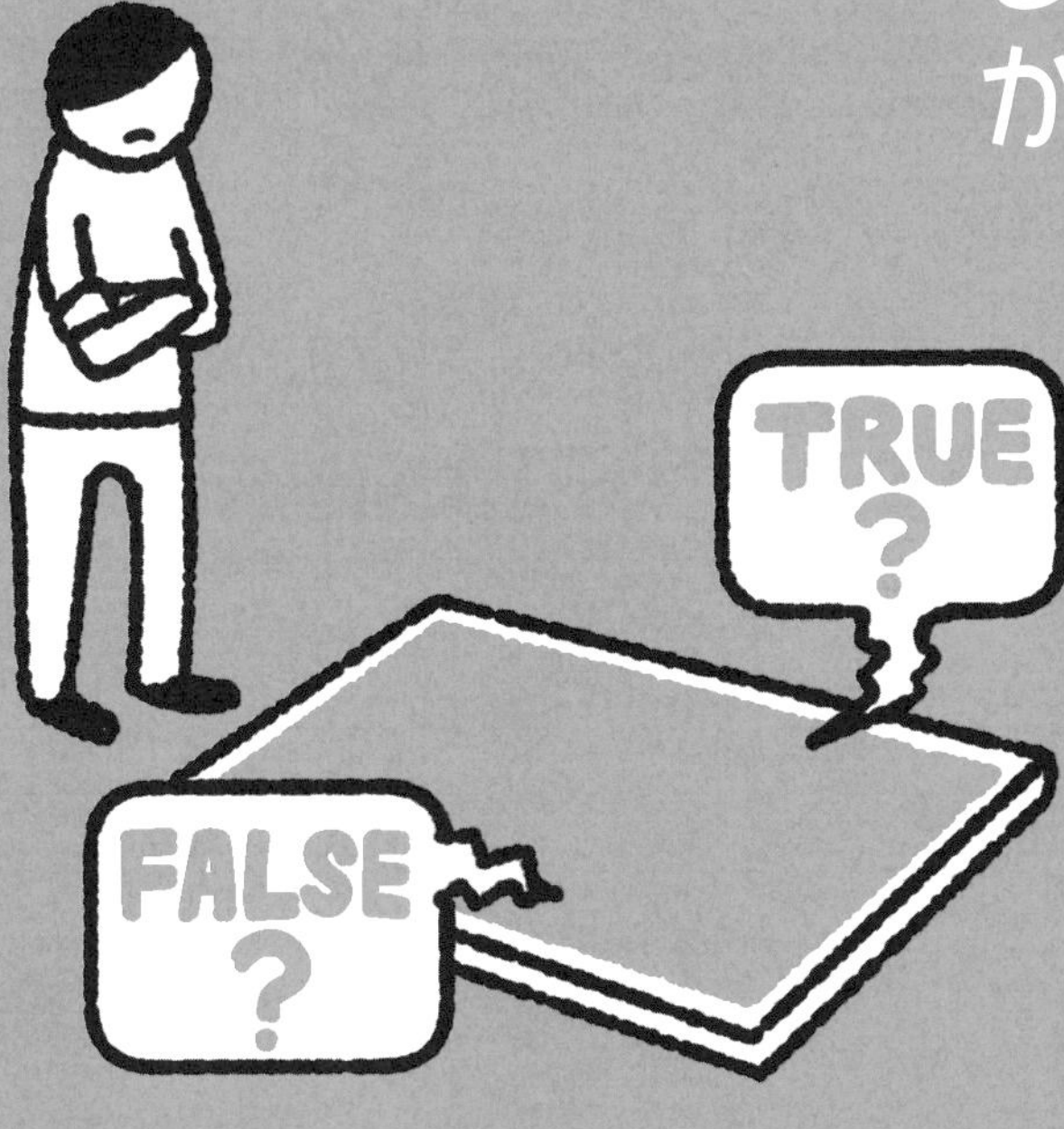

15

慢性疾患に西洋医学は有害

西洋医学は戦場医学

救急医療は、西洋医学の圧倒的な得意分野です。

というかむしろ、西洋医学の取り得はここしかないんじゃないかな。もともとは戦場で生まれた医学だから、長期的な副作用とかはひとまず考えなくていい。まず、循環や呼吸を安定させ、死なせないようにするのが最優先。点滴などで水分や栄養補給も同時に行って、体力を回復させる。

こうして回復した兵士を、可能なら、再び前線に送り出す。

体を一種の「機械」と見る還元主義的な見方も、こういうピンチの状態では、それなりの説得力があると思います。

でも、内科となると、西洋医学はまるでダメなんだな。精神科はもっとダメ。

慢性疾患に対しては、西洋医学は無益であるばかりか、はっきり有害だということが、データでも示されている。

「病院がストライキを起こしたら患者の死亡率が下がった」、という統計がある。

１９７０年代のものだけど、西洋医学の本質は現在も変わっていないから、当然、今も意味のあるデータだと思う（ただしこのストライキ中も救急だけは例外で、稼働していた）。

「まず害をなすなかれ」という医療の原則があるけど、まず害をなしている、というのが西洋医学の正体だろう。

自前の「免疫力」を信用したほうがいい

そもそも現代西洋医学は、自然治癒力なんて信じていない。手術や薬で病気を強制的に取り除いてやらねば、回復しない。そういう前提からスタートしています。

前提から破綻《はたん》している論理というものは、どんな御託《ごたく》を並べたところで、好ましい結果には結びつきません。

もうちょっと、自前の免疫力というものを信用したほうがいいよ。体には白血球がいて、感染症にならないように防御してくれている。たとえ感染症にかかっても、治す力が備わっています。

野口整体の創始者・野口晴哉《のぐちはるちか》は著書『風邪《かぜ》の効用』で、「風邪は体の大掃除。体がよくなろうとする表れだから、治そうとせず経過させることが大事。うまく経過させると、蛇が脱皮したようにさっぱりする」と書いています。発熱やくしゃみ、セキはすべて、体の自浄作用です。

病院に行かなくても、薬を飲まなくても、ワクチンなんて打たなくても、人類は種として５００万年生存してきたんです。

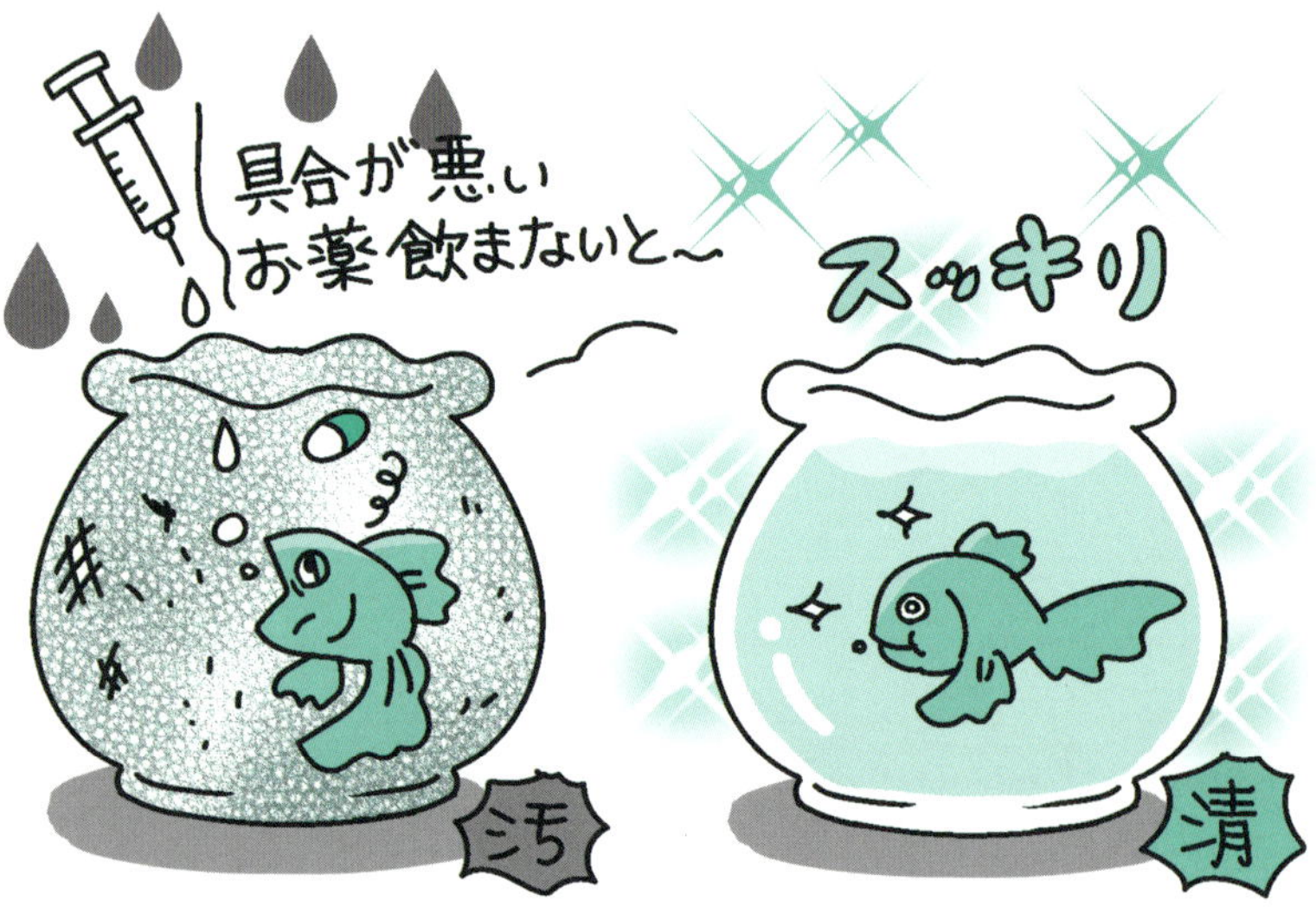

病気は「身から出たサビ」

人によっては、病気を毛嫌いするというか、体調が少し悪いだけで、「病気」という、何か恐ろしいものになってしまうと思っているようですが、そんなことはありません。

ほとんどのケース、「病気は身から出たサビ」です。

がんでも、うつでも、そういうふうに考えていけば防げるし、病気になったとしても、だから治せるんです。

例えば、金魚鉢で金魚を飼うとします。一つの金魚鉢は、定期的に水を替えてやり、適度なエサをやる。

もう一つの金魚鉢は、水が汚れてもそのまま。その代わり、病気にならないよう、ワクチンを打ち、抗菌薬を投与します。

どちらが病気になるかは、自明の理です。

食べ物や環境に手をつけず、医療に頼るってそういうことだと思います。頼る前に、今の生活を見直す。食べ物、運動など、あたりまえのことから変えていくのが、健康へのいちばんの近道なんじゃないかと思います。

参考
『風邪の効用』野口晴哉

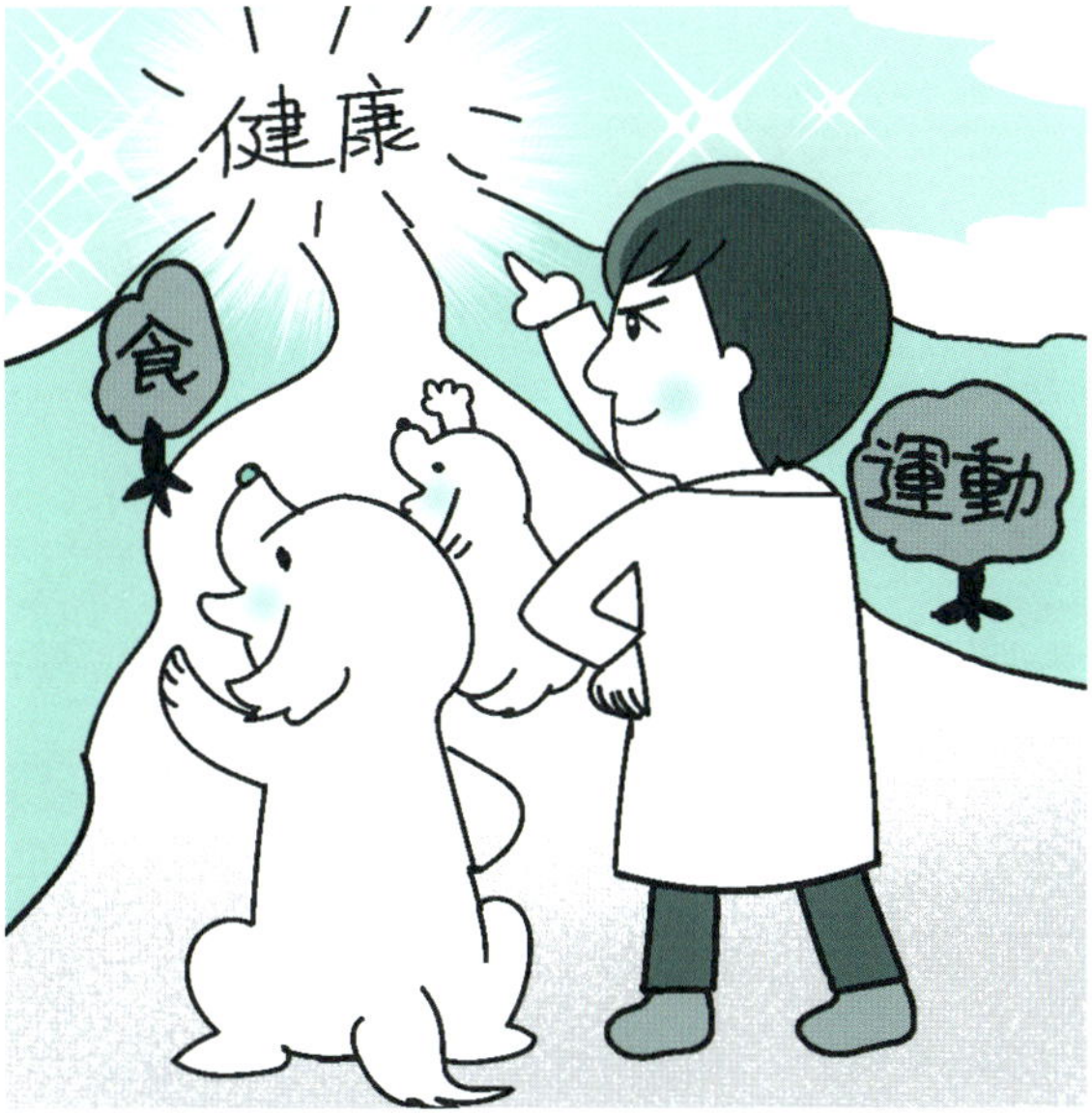

おわりに

薬やワクチンについて、なぜダメなのか、本書で解説しました。

抗生剤を使えば、確かに病原菌が死ぬ。しかし、ほかの善玉菌も全滅します。コレステロール降下薬を使えば、確かにコレステロール値が下がる。しかし、認知機能が低下するし、糖尿病になりやすくなる。

コロナワクチンを打てば、確かに抗体価が上がる。しかし、IgG4というガラクタ抗体が増えただけで、コロナ感染予防にも重症化予防にも効果は皆無。

ここには西洋医学のバカバカしさがよく出ています。あちらを立てればこちらが立たず。モグラ叩きをしているようです。

西洋医学では、まず、「敵」を作ります。「高血圧＝悪」、「コレステロール＝悪」のように、わかりやすい悪者を仕立て上げる。本来、必要があるから血圧やコレステロール値が上がっているにもかかわらず、そこは無視して、「ほら、この薬を飲めば数値が下がりますよ」とやる。確かに下がるから、患者は薬の効果に満足する。

「いや、ちょっと待て。そもそも数値が高いことは悪なのか？」と、根本的なところに疑問を持つ人はまずいない。

本書を読んで、ショックを受けて、「毒みたいな薬を飲ませやがって！」と主治医への怒りを感じる人もいるかもしれません。

しかし残念ながら、主治医は何も悪くありません。厚生労働省のガイドラインに則って処方しているだけなのです。

知っておくべきは、「西洋医学が、そもそもそういうもの」ということ。

西洋医学は人間の体を「バカ」だと考えます。「血圧は高いしコレステロール値も高い。適切にコントロールすることもできない体というこのバカを、薬で整えてやろう」。こういう発想が、根本にあるのです。だから医者は、「薬をやめたい」という患者に対して、露骨に嫌な顔をします。だって薬をやめれば、ほかにすることがなくなるから。みなさんはまず、この構造を知らないといけません。

薬で症状をコントロールするのが西洋医学の流儀だと知っていれば、「薬を減らしてください」とお願いすることは、ある種のマナー違反だということがわかるでしょう。

だから、西洋医学の医者にはかからないことです（ただし救急は除く）。

東洋医学、アーユルベーダ、ホメオパシーなど、医療はほかにもあります。

しかしそれよりも、自分の体は自分で面倒を見て、病気になったら生活を見直すことが、健康への第一歩です。その一助に、本書をご活用していただければ、僕も医者になった甲斐があるというものです（笑）。

中村篤史

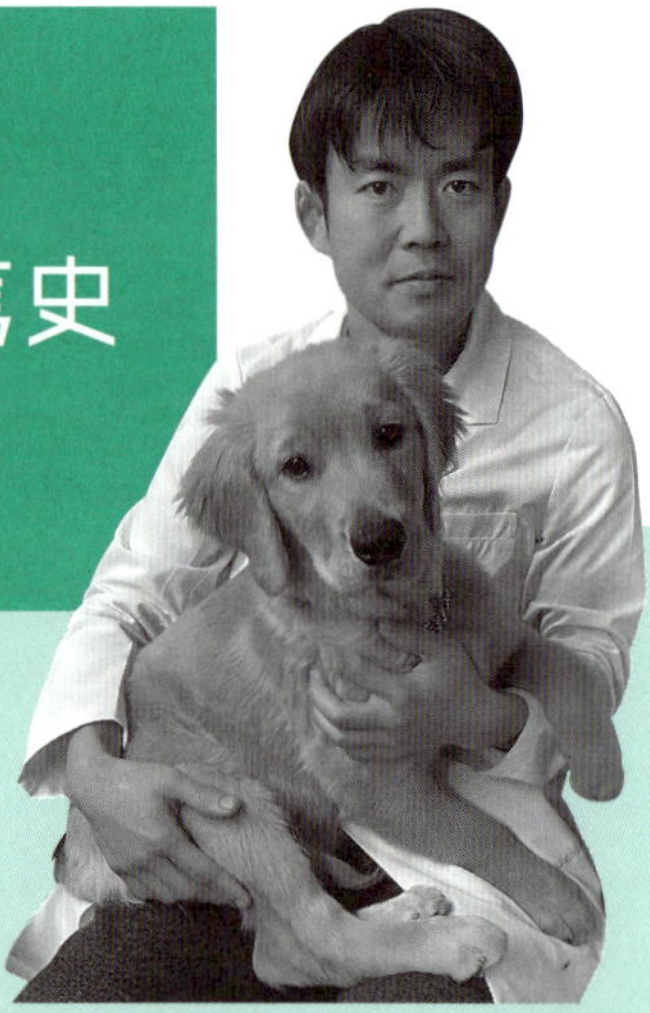

医師・ナカムラクリニック院長。信州大学医学部卒業後、勤務医を経て神戸市にて内科・心療内科・精神科の診療、オーソモレキュラー療法を行うナカムラクリニックを開院。根本的な原因に目を向けて症状の改善を目指す栄養療法を実践。コロナ禍においては、いちはやくコロナワクチンの危険性をSNSなどで発信し、注目を集める。翻訳本『オーソモレキュラー医学入門』（論創社）、共著『コロナワクチンの恐ろしさ』（成甲書房）、『奇跡の有機ゲルマニウム』（Kirasienne）が好評発売中

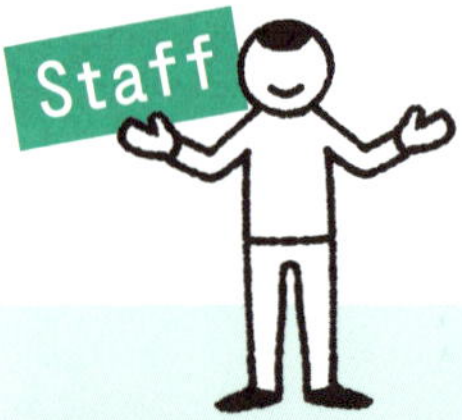

編集／萩原曜子
デザイン／森田伴美
イラスト／阿部千香子（表紙・扉）
藤井昌子（マンガ・本文）
SPECIAL THANKS ／中村由子

医療のウソを暴く！
免疫破壊
「薬」と「ワクチン」が
身体を壊す！

著者　中村篤史
編集人　栃丸秀俊
発行人　倉次辰男
発行所　株式会社主婦と生活社
〒104-8357 東京都中央区京橋 3-5-7
TEL.03-5579-9611（編集部）
TEL.03-3563-5121（販売部）
TEL.03-3563-5125（生産部）
https://www.shufu.co.jp
製版所　東京カラーフォト・プロセス株式会社
印刷所　大日本印刷株式会社
製本所　小泉製本株式会社
ISBN 978-4-391-16285-1